Die Welt der Bilderdenker

Peter Classen

Die Welt der Bilderdenker

Wie AD(H)S- und Legasthenie-Begabte
ihre angeborenen Talente
entdecken und entfalten können

VERLAG
ESE

Impressum:

Verlag:	Enno Söker, Marienkamper Str. 1, 26427 Esens, Tel. 04971/9105-0 info@soeker-druck.de, www.soeker-druck.de
Umschlaggestaltung:	Verlag Enno Söker, Esens
Fotos Umschlag:	Titelseite: Margarithe: Andrea Kusajda / pixelio.de Maiskolben: Andrzej Solnica / fotolia.de Sonnenuntergang: Dirk Michels / fotolia.de Zauberhaus: Archiv Söker Straßenmalerei: Peter Classen Rückseite: Autorenfoto: Kai Weiß
Lektorat und Satz:	LockerNetz.de – Kai Weiß, Berlin
Druck und Gesamtherstellung	Druckerei und Verlag Enno Söker, 26427 Esens
1. Auflage:	März 2012

ISBN: 978-3-941163-16-4

Vorwort: Brücken bauen

Als ich mich mit 45 Jahren für längere Zeit in ein Kloster zurückgezogen hatte, um mich selbst zu erfahren, erkannte ich, dass meine Berufung darin liegt, die Talente der Legasthenie zu finden, und aus diesem Wissen heraus zu schreiben und zu arbeiten. So sprach ich auch oft mit anderen Gästen des Klosters über Legasthenie und ADS. Immer wieder sagten mir Menschen dann ganz leise: „Erzählen Sie doch bitte mehr darüber. Ich hatte da auch immer so meine Probleme mit“. Wer in ein Kloster geht, ist in der Regel auf einer inneren Suche. Auf der Suche nach sich selbst und seinen Aufgaben auf der Erde. So erkannte ich die unmittelbaren Zusammenhänge zwischen Legasthenie und Wahrnehmung, aber auch zur Spiritualität. Auch sagten mir immer wieder Teilnehmer meiner Vorträge, dass sie zwar in der Schule mit der Rechtschreibung keine Probleme hatten, sich aber in meinen Vorträgen dennoch angesprochen fühlen.

Mit diesem Buch möchte ich eine Brücke des Verstehens bauen und Einblicke in die Welt der Bilderdenker geben. Dieses Buch klärt auf und es enthält zudem viele praktische Übungen für den Umgang mit den legasthenischen Talenten, wie dem Bilderdenken.

Das Bilderdenken ist eine etwas andere Form der Wahrnehmung, es eröffnet einen völlig neuen Umgang der Menschen miteinander. Es führt sogar zu einer Entspannung innerhalb unserer Gesellschaft. Diese wird dringend gebraucht. So habe ich dieses Buch sowohl für Betroffene geschrieben, als auch für Eltern, Erzieher, Pädagogen, Sozialpädagogen, Therapeuten, Ärzte und alle Suchenden und allgemein Interessierten.

Wenn ich eine Brücke über einen Fluss bauen will, dessen Ufer im Nebel liegen, so muss ich zuerst den Nebel beseitigen, bevor ich mit dem eigentlichen Bau beginnen kann. So verhält es sich auch mit meiner Arbeit. Ich muss zuerst aufzeigen, was mich als Kind am Lernen behindert hat und weshalb ich, wenn ich ganz alleine war, problemlos ganze Bücher habe lesen können, und wenn ich in der Schule oder im Beisein meiner Eltern lesen musste, nicht lesen konnte. Der Nebel muss aufgeklärt werden, um die Brücke bauen zu können.

Meine vor kurzem verstorbene Mutter las manchmal in meinen bisher veröffentlichten Büchern über diese Thematik und sagte einmal zu mir: „Peter, ich kann da immer nur ein kleines Bisschen von lesen. Ich finde mich darin immer wieder und sehe, dass ich so unglaublich viel falsch gemacht habe. Ich kann das doch nicht mehr ändern und das tut so weh". Ich gab ihr zur Antwort: „Es war gut, dass ich meine Kindheit in unserer Familie so habe leben können, wie sie war, denn sonst könnte ich heute meinen Beruf als Legasthenie- und ADS/ADHS-Berater gar nicht ausführen“. Da begannen wir beide vor Erleichterung aus ganzem Herzen zu weinen. Uns verband eine neue tiefe Liebe, und ich empfand für meine Mutter ein wunderschönes Gefühl der Dankbarkeit.

Alles, was ich in diesem Buch schreibe, dient somit lediglich der Aufklärung des Nebels und ist frei von jeder Bewertung und Beurteilung. Ebenso sind es nur meine persönlichen Erfahrungen und meine Sicht der Dinge zur heutigen Zeit. Wenn Sie sich beim Lesen wiederfinden, so lade ich Sie herzlich ein, mir auf dieser im Bau befindlichen Brücke die Hand zu reichen.

Ihr Peter Classen

Danksagung

Geschrieben habe *ich* dieses Buch. Entstehen konnte es allerdings nur dadurch, dass ich auf meinem Lebensweg so vielen Menschen begegnen durfte, die mir Stück für Stück weitergeholfen haben, mich selbst und meine Fähigkeiten zu entdecken. Zur rechten Zeit waren immer genau die richtigen Menschen da. Manchmal war dies auf den ersten Blick nicht zu erkennen. Der zweite Blick gab dann im Nachhinein die Erklärung.

Ich danke allen Menschen, die mir in meinem Leben begegnet sind, und mit denen ich ein Stück meines Weges gehen durfte. Allen Teilnehmern meiner Seminare, ganz besonders meinem Sohn Christopher und meiner Partnerin, Gertrud Willms, die mich seit Jahren bedingungslos unterstützt.

Einige meiner Wegbegleiter möchte ich namentlich erwähnen: Frau Dr. Justi, Bruder Amos (der heute wieder einen bürgerlichen Namen trägt), Bruder Christian Fechtenkötter, Bruder Linus Eibich, Kurt Reisner, Schwester Theresia-Benedikta, Schwester Ursula Mensing, Sonja Heinrich, Ioannis Tzivanakis, Gabriela Scholter und ganz besonders Ron Davis.

Auch mein Lektor und somit ebenfalls Brückenbauer, Kai Weiß, begegnete mir zur rechten Zeit. In intensiver und herzlicher Zusammenarbeit besorgten wir den letzen Schliff.

Herzlichen Dank euch allen!
Peter Classen

Inhalt

1.

Was ist Legasthenie – welche Zusammenhänge bestehen zur Spiritualität?

Wenn ich meinen Mitmenschen erzähle, dass ich zum Thema Legasthenie arbeite, werde ich oft gefragt: „Ist das nicht das, wo jemand nicht richtig lesen und schreiben kann?".

Dann antworte ich: „Ja, das ist die Bezeichnung, die zur Zeit noch benutzt wird. Ich lasse mich jedoch nicht mehr in eine Schublade schieben, und von außen beurteilen. Ich bin ein Bilderdenker, und wir nehmen anders wahr".

Suchen wir in diversen Nachschlagewerken unter dem Stichwort »Legasthenie«, so finden wir Worterklärungen, wie: »Leseschwäche«, »mangelhafte Fähigkeit, Wörter zusammenhängender Texte zu lesen oder zu schreiben« oder auch: »Legastheniker ist jemand, der an Legasthenie leidet«. Wenn ich das lese, kommen mir die Tränen. Hier steht „mangelhafte Fähigkeit", und der Legastheniker „leide". Diese Definition ist so unendlich leidvoll. Es ist höchste Zeit, die Legasthenie von ihrer positiven Seite aus zu betrachten. So wie die sprichwörtliche Medaille, hat auch die Legasthenie zwei Seiten. Der Betrachter bestimmt, von welcher Seite er die Medaille ansieht.

Leider sind wir es gewohnt, nahezu alles negativ anzusehen. Die Zeitungen sind voll von Unfall-, Katastrophen- und Gewaltmeldungen. Mit einer Journalistin sprach ich einmal über dieses Thema und fragte sie: „Wann schreiben Sie einmal einen rein positiven Artikel der Art: *Gestern sind auf dem Rhein Main Flughafen in Frankfurt 427 Flugzeuge sicher gelandet. 83795 Menschen sind wohlbehalten angekommen. Die Freude der sich wiedersehenden Menschen war riesig groß*?". – Ihre Antwort war: „So etwas kann man doch nicht schreiben, das liest doch keiner". – Noch nicht, aber bald.

Als nächstes möchte ich den Begriff »Behinderung« näher erklären. In einem Synonymwörterbuch findet man: *»Beeinträchtigung«, »Erschwerung«, »Hemmung«, »Hinderung«, »Störung«, »Verzögerung«*. Des Weiteren aber auch: *»Barriere«, »Erschwernis«, »Fessel«, »Handicap«, »Hemmnis«, »Hemmschuh«, »Hindernis«, »Stolperstein«, »Widerstand«, »Klotz am Bein«*.

Die Erklärungen, die ich so fand, sind mit einer gewaltigen Schwere belastet, und das Wort »Unterdrückung« ist wohl das Schlimmste in dieser negativen Auflistung. Es verrät zugleich auch sehr viel: Menschen werden darin unterdrückt, so sein zu dürfen, wie sie sind, wie Gott sie geschaffen hat. Diese Erklärung ist von Menschen erschaffen, die sich als das Maß der Dinge empfinden, sich also für perfekt halten.

Jack Lusseraw, ein französischer Widerstandskämpfer im Zweiten Weltkrieg, erblindete im Alter von sieben Jahren bei einem Unfall in der Schule. In seinem Buch, »Das wiedergefundene Licht«, schreibt er sehr deutliche Worte über den Umgang mit dieser veränderten Lebenssituation. So schreibt er, dass er in bedingungsloser Liebe seiner Eltern aufgewachsen ist, und dass seine Eltern nach seinem Erblinden so mit ihm umgegangen sind, als wäre nichts geschehen. Sie ließen ihn bereits sechs Wochen nach seiner Erblindung wieder mit anderen Kindern draußen herumtollen und aktiv leben. Sie ließen ihn weiterhin auf eine normale Schule gehen. In der damaligen Zeit war das nahezu unmöglich; sie aber machten es möglich. Er schreibt über sich, dass er zu keiner Zeit seines Lebens behindert war, und sein Lebenslauf bestätigt dies eindrucksvoll. Durch den Verlust seiner körperlichen Augen, konnte sich sein inneres Auge, das innere Sehen, ungehindert entwickeln.

Die Behinderung *an sich* gibt es nicht. Die Behinderung wird vom Betrachter erst erschaffen. In einem Lied singt Hanne Haller. „Du bist richtig, so wie du bist, der Himmel produziert keinen Schrott". Wenn wir uns diesen Satz einmal bewusst machen, sehen wir, dass ein Legastheniker, genau so, wie er ist, richtig ist, ebenso wie alle anderen Menschen auch. Warum aber kommen in unserem System – und da meine ich bei Weitem nicht nur die Schule – diese Menschen nicht zurecht? Ich bin sicher und werde es im Verlauf des Buches erläutern, es steckt ein besonderes Talent dahinter. Ich nenne es das legasthenische Talent. Im Nachschlagewerk findet man zum Begriff Talent folgende Erklärungen: „Anlage zu überdurchschnittlichen geistigen oder körperlichen Fähigkeiten auf einem bestimmten Gebiet: Angeborene besondere Begabung". Zur Erläuterung der Herkunft liest man: „altgriechische Gewichts- und Geldeinheit".

Ein Talent ist oftmals eine ungeahnte Fähigkeit, etwas zu tun, was es noch nicht gibt. So kann ein Außenstehender im Anfang nicht erkennen, ob etwas eine tolle Erfindung ist oder nur eine verrückte Idee. Alle technischen Neuerungen wurden zuerst abgelehnt, und jeder Erfinder, egal in welcher Zeit er gelebt hat, musste sich gegen immensen Widerstand durchsetzen. Doch glaubt er an seine Idee, obwohl er den Erfolg anfangs niemandem beweisen kann. Hier tut sich die Frage auf, wie lange wollen – oder besser: können – wir uns noch leisten, uns allem Neuen noch nicht Bekannten ablehnend gegenüber zu stellen?

Unser Gesundheitssystem, in dem Krankheit gepflegt und verwaltet wird, ist am Ende; unser Rentensystem steht vor dem Kollaps; die PISA-Studie ist niederschmetternd; die Zahl der psychischen Erkrankungen nimmt erschreckende Ausmaße an, ebenso wie die Zahl der von Altersdemenz Betroffenen. Immer mehr junge Menschen und Kinder werden mit Medikamenten wie Ritalin gefüttert, und sogar Ärzte hängen an dieser Droge.

Was aber hält uns davon ab, die verborgenen Talente zu leben? Ein altes Sprichwort sagt viel darüber aus: „Was der Bauer nicht kennt, das isst er nicht". Dass er selbst es nicht isst, das ist sein gutes Recht. Nicht aber, dass er es den anderen Menschen verbietet; und dies entspricht bei uns der Tagesordnung.

In späteren Kapiteln werde ich die Talente von ADS und Legasthenie mit veränderter Wahrnehmungsfähigkeit und mit erhöhtem Zugang zur Spiritualität in Zusammenhang setzen. Der Blick in unsere europäische Vergangenheit zeigt mir, dass bei uns in den letzten 1000 Jahren keine

Veränderungen in der Wahrnehmung zugelassen wurden. Im Mittelalter wurden betroffene Menschen als Hexen oder Ketzer verbrannt. Der letzte Hexenprozess fand um 1780 in Würzburg statt; das ist gar nicht so lange her. Etwa zur gleichen Zeit begannen die Europäer, insbesondere die Engländer, Australien zur Sträflingskolonie von Europa zu machen. Fortan wurden die Menschen, die der Norm nicht entsprachen, abgeschoben. Das galt bereits als fortschrittlich, durften sie dabei doch wenigstens weiterleben. Ebenso wanderten viele Menschen, die sich in der engen Norm nicht ihren Talenten entsprechend entfalten konnten, »freiwillig« aus.

So wird es auch verständlich, dass in Australien verhältnismäßig sehr viel mehr Menschen mit ADS leben, als in Europa. Ebenso gibt es dort inzwischen wesentlich bessere Begleitmethoden für solche Kinder und Erwachsene. Ich benutze bewusst das Wort »Begleitmethode« und nicht »Therapie«. Der Begriff »Therapie« ist bei uns negativ besetzt und macht vielen Menschen Angst. ADS-Menschen und Legastheniker benötigen somit keine Therapie, sondern ihnen entsprechende methodische Begleitung.

Was geschieht aber heute bei uns mit den Menschen, die veränderte Wahrnehmungsfähigkeiten haben? – Sie werden nicht ernst genommen. Sie werden belächelt und als dumm oder als »nicht lernwillig« eingestuft. Wenn sie dabei rebellieren, erhalten sie Ritalin oder andere pharmazeutische Hemmer. Wenn das immer noch nicht reicht, werden sie in geschlossenen Anstalten verwahrt und mit Haloperidol von ihren Talenten und ihrem wahren Ich abgeschnitten. Im Vergleich zum Abschieben auf einen anderen

Kontinent, nenne ich das einen gewaltigen Rückschritt in der Menschheitsentwicklung.

Unser Gesellschaftssystem fördert alles, was Rang und Namen hat. Es sind die Titel, die Anerkennung erzeugen. Das wahre Gewicht, und der wahre Reichtum eines Menschen aber ist das Talent. Wie passend ist es da doch, dass das Wort Talent vom altgriechischen »talanton« abgeleitet ist. Das war eine Gewichts- und dann auch Geldeinheit. In allen Naturvölkern gibt es Menschen, die vom Standard abweichende Wahrnehmungsfähigkeiten haben. Sie arbeiten und leben inmitten der Gemeinschaft als Medizinmänner oder Schamanen. Sie sind nicht nur geduldet, sondern genießen hohes Ansehen.

Spiritualität

Spiritualität bedeutet schließlich nur,
der zu werden, der du wirklich bist.

Was hat dies alles aber mit Spiritualität zu tun? – Im Vorwort schrieb ich, dass mich immer wieder spirituell suchende Menschen ansprechen und sagen: „Erzählen Sie doch mehr darüber. Ich hatte ja auch mit meinem Anderssein immer so meine Schwierigkeiten". Ich tu es gern und immer mehr Menschen stellen Fragen und finden immer tieferen Zugang zu ihrer eigenen Spiritualität. Als ich einmal einem Priester vom Talent des Bilderdenkens erzählte, gab er mir zur Antwort: „Jesus hat gesagt, wir dürfen uns keine Bilder machen. Weshalb aber verdeutlichte Jesus seine Aussagen in Gleichnissen?" – „In den Gleichnissen", so antwortete der Priester auf seine Frage, „machte er seine Aussagen bildhaft, so konnten die Menschen sie erfassen“.

Ein anderer Priester bat Gott in einem Gottesdienst um Vergebung. Wörtlich sagte er: „Die Kirche hat das Wissen um Gott und das Leben mit Gott in Kirchen- und Klostermauern verschlossen gehalten und nicht in die Familien hineingetragen, in die es gehört. Bitte vergib uns unsere Schuld“.

Ein weiterer Theologe sagte mir kurz vor der Veröffentlichung meines ersten Buches: „So etwas dürfen Sie nicht schreiben, die Menschheit kann das noch nicht vertragen“. Was wird uns verschwiegen? Vielleicht etwas, was wir sowieso schon wissen, aber nur nicht wissen sollen? Wer aber will, dass wir unwissend bleiben und warum sollen wir unwissend bleiben? Lassen sich vielleicht mit wissenden Menschen keine so großen Profite machen? So steht es auch in dem Buch »Ein medizinischer Insider packt aus«. Nun geht es aber schnell weiter zum nächsten Kapitel.

Wahrheit

Schweigen ist Silber und Reden ist Gold.
Die Zeiten des Vertuschens und Verdrängens sind vorbei.

2.

Was sind die Talente der Legasthenie?

Der Umschlag dieses Buches zeigt das Bild eines Straßenmalers, das mich immer wieder tief beeindruckt. Ich war mit meinem Sohn in La Rochelle in Frankreich im Urlaub, als wir immer wieder von den Kunstwerken und mehr noch von der Ausstrahlung des Straßenmalers angezogen wurden. Am letzten Tag unseres Aufenthalts malte er das besagte Bild. Es zeigt den Maler, wie er sich selber auf der Straße liegend malt. An den unteren Rand des Bildes hatte er etwas geschrieben, zudem das gesamte Bild noch einmal spiegelbildlich angefangen zu malen. Wie kann ein Mensch sich derart selber malen, ohne einen Spiegel zur Hilfe zu nehmen?

Der Straßenmaler erinnert an Leonardo da Vinci. Dieser ist bekannt dafür, seine Aufzeichnungen in Spiegelschrift angefertigt zu haben. Der Maler in La Rochelle sprach nicht über das, was er tat. Mit der Ausstrahlung bestechender Zufriedenheit tat er es einfach und überließ das Denken den verblüfften Zuschauern. Für meinen Sohn und mich gab es nur eine Erklärung für sein Talent: Dieser Künstler ging mit seiner Wahrnehmung ins Publikum, das am Rande stand, und sah sich selbst an. Es ist eine Vermutung und es muss eine Vermutung bleiben, ich habe nie mit ihm darüber gesprochen.

Bevor ich einige mir angeborene Talente aufführe, die zu einem großen Teil jedoch wieder verschüttet sind, muss ich etwas Grundsätzliches über den Umgang mit Talenten schreiben.

Talente sind allesamt Geschenke Gottes, die ich in Dankbarkeit und Demut annehmen darf und soll. Durch lernen und üben, kann ich ein Talent fördern und ausbilden, jedoch nicht erschaffen. Gott will uns Menschen in die Freiheit führen. Wir sollen uns dahin entwickeln, alles selbst und frei zu entscheiden, um dann auch selbstverständlich mit den Konsequenzen zu leben. Jeder Mensch ist mit anderen Talenten ausgestattet, so dass wir uns als Ganzes, als Menschheit, ergänzen.

Alle Talente, die wir als Menschen benötigen, sind vorhanden. Wenn ein Kind geboren wird und es in bedingungsloser Liebe aufwächst, kommen die Talente von ganz allein zum Vorschein, oder besser gesagt, ans Licht. Als Eltern dürfen wir uns in dieser Hinsicht beruhigt zurücklehnen und unser Kind sich entwickeln lassen. Es zeigt uns auch von sich aus, wo es Hilfe und Unterstützung braucht und wir dürfen dann da sein.

Gefährlich wird es dann, wenn wir unsere eigenen Talente nicht haben aufdecken können, und irgendeine Arbeit (oft sogar sehr erfolgreich) ausüben, die nicht unseren von Gott geschenkten Talenten entspricht. Der wirtschaftliche oder auch wissenschaftliche Erfolg gaukelt uns dann vor, dass wir auf dem richtigen Weg sind, und wir bemerken nicht mehr, dass unsere Seele immer mehr verarmt. Wir stürzen uns verstärkt in die Arbeit, um mehr wirtschaftlichen Erfolg und damit Anerkennung zu erhalten, und fühlen uns oftmals auch noch als Vorbild.

Ein anderer muss nun mein Talent ersetzen. Dies geschieht oft mehr schlecht als recht, denn es ist nicht sein eigenes, sondern ein übernommenes Talent. Dazu kommt, dass auch wir jemanden von seinen angeborenen Talenten abdrängen, indem wir uns an der – so gesehen – falschen Position etablieren.

Hier wird deutlich, was in der Bibel gemeint ist, wo es heißt: „Was suchst du den Splitter im Auge des Anderen, siehst du denn den Balken in deinem eigenen Auge nicht?". Jetzt möchte ich aber die schöne Seite der Talente aufzeigen.

Sie kommen von alleine zu uns, wenn wir es zulassen. Sie machen uns Freude; die ihnen gemäße Arbeit fällt uns auch bei einem 15-Stunden-Tag leicht, und sie dienen allesamt dem Wohl der Menschheit und nicht nur dem des Einzelnen. Bin ich dagegen in einer Arbeit über- oder unterfordert, so ist dies ein deutliches Zeichen dafür, dass entweder diese Arbeit, oder meine Art sie auszuführen, nicht meinen Talenten entspricht.

Auch wenn ich mit der Bezahlung meiner Arbeit nicht zufrieden bin, kann das darauf hindeuten, dass ich nicht meinem Talent entsprechend arbeite; denn ich brauche entsprechend mehr Geld, Macht und Titel, um dieses Defizit zu kompensieren. Das aber sind reine Ersatzbefriedigungen.

Da Talente sich nicht erzwingen lassen – das ist die Sicherung Gottes vor Missbrauch – ist es so schwer, an die eigenen Talente heranzukommen. Beim größten Teil der Menschen in der westlichen hoch technisierten Welt, sind die Talente zugeschüttet, und andere zwanghafte Arbeitsweisen dominieren den Alltag. Die Unzufriedenheit in den Gesichtern so vieler Menschen ist der deutliche Beweis dafür. In den folgenden Kapiteln komme ich darauf zurück.

Indem ich jetzt ein paar Beispiele für meine Talente anführe, lade ich Sie herzlich dazu ein, in sich selbst hineinzuhorchen, wo Ihre Talente liegen.

Als Kind war ich Amateurfunker, und bastelte gerne mit und an elektronischen Geräten. Eines Tages, ich war ca. 15 Jahre alt, bemerkte ich, dass ich bei defekten Radios und Fernsehern, die schadhaften Teile ohne jede Messung erkannte und die Geräte leicht reparieren konnte. Ich sprach nicht darüber, sondern tat es einfach, ohne zu wissen, warum es gelang. Ich verdiente mir so Taschengeld dazu. Mofa fahren war auch damals schon teuer.

Mein Vater, ein Tierarzt, der genau wusste, dass ich in der Schule als Legastheniker keine Chance hatte, sagte dann voller Hoffnung zu mir: „So gut wie du das kannst, könnte das doch ein Beruf für dich werden. Mach doch mal bei einem Fernsehdienst ein Praktikum“. Ich war sehr stolz und glücklich, über die Anerkennung meines Vaters und fand auch schnell einen Praktikumplatz. Voller Freude und auch ein bisschen stolz, erschien ich am ersten Arbeitstag.

Der Fernsehtechniker nahm mich mit in seine Werkstatt und öffnete einen defekten Fernseher. Er zeigte mir, wie man mit verschiedenen Messgeräten den Fehler einkreisen muss, um sich an die Ursache des Defekts heranzuarbeiten. Er sagte auch, dass es eine sehr schwere Arbeit ist, und manchmal der Fehler auch nicht gefunden werden könne. Selbstbewusst sagte ich dann zu ihm: „Ich mache das immer anders. Ich sehe einfach hinein und erkenne sofort den Defekt". Mein Finger zeigte zielstrebig auf ein Bauteil und ich sagte: „Das Teil ist defekt".

Mein Satz hatte drei Dinge zur Folge: Der Fernseher wurde nicht repariert und dem Kunden stattdessen ein neuer verkauft, es war der letzte Fernseher, den ich von innen gesehen habe, denn vom folgenden Tag an ging ich auf den Bau zum Strippen ziehen. Drittens begann ich fortan über das, was ich wahrnahm und im Stillen konnte, zu schweigen.

Dieses Talent, Fernseher zu reparieren, ist bis heute noch nicht wiedergekehrt; wohl aber der Mut, über das was wirklich geschieht, zu reden. 34 Jahre hat dieser Mut geschlummert; schön, dass er jetzt wieder da ist. Es ist ein zartes Pflänzchen, das noch sehr viel Pflege und Zuwendung braucht.

Bei meiner späteren Lehre als Kfz-Mechaniker konnte ich, im Vorbeigehen am Auto, den Kohlenmonoxid-Gehalt des Abgases auf 0,1% genau mit der Nase bestimmen. Inzwischen war ich schlauer geworden; ganz beiläufig sagte ich meinem Gesellen: „Der Abgaswert bei dem Auto ist 1,2%, brauchst du nicht an den Tester zu stellen", ließ ihn aber gewähren. Als ich das etliche Male so gemacht hatte, bemerkte mein Geselle, dass es immer stimmte, und begann, sich die Arbeit zu erleichtern. Ich hatte dazugelernt, aber wirklich nutzen konnte ich diese Talente immer noch nicht. Ich wusste nicht, was genau geschah, warum das alles so war und noch ist. Im Verlauf des Buches werde ich noch weitere Beispiele geben und möchte Sie einladen, zu schauen, ob Ihnen nicht ähnliche Begebenheiten einfallen.

Das Talent

Talente sind Gaben und somit Geschenke,
mit denen wir behutsam vorgehen müssen.

3.

Was ist Bilderdenken?

Bilderdenken ist eine besondere Art der Wahrnehmungsfähigkeit, die noch sehr wenig bekannt ist. Die meisten Bilderdenker wissen nicht einmal, dass sie dieses Talent besitzen. Sie benutzen es unbewusst und können sich nicht vorstellen, dass es Menschen gibt, die damit Schwierigkeiten haben.

Da sie dieses Talent unbewusst nutzen, können sie nichts darüber sagen; sie nehmen schlichtweg so wahr, wie sie es gelernt haben. Das Manko des reinen Bilderdenkens zeigt sich bei unanschaulichen Begriffen wie »links« und »rechts«, »heiß« und »kalt«. Diese müssen anders gelernt und gelehrt werden. Wenn das ausbleibt und diese ersten vermeintlichen Nachteile zu Tage treten, dann beginnen diese Menschen darunter zu leiden, denn ihre Umwelt behauptet, sie hätten eine Schwäche, sie seien behindert – lernbehindert.

Für die Betroffenen ist das die reine Hölle, und oftmals richten sogar Menschen über uns, die die gleiche Wahrnehmungsfähigkeit besitzen wie wir, aber sich noch nicht selbst erfahren haben. Der Psalm 55 beschreibt diese besondere Situation sehr treffend. Einen Teil daraus möchte ich hier zitieren:

Denn nicht ein Feind beschimpft mich
– das könnte ich ertragen,
nicht einer, der mich hasst, tritt groß gegen mich auf
– vor ihm könnte ich mich verbergen.
Nun aber bist du es, ein Mensch meines Standes,
mein Freund und mein Vertrauter.
Wir haben doch unsere Gemeinschaft genossen, wir
gingen im Hause Gottes umher in wogender Menge.

Gelingt es einem Bilderdenker jedoch sich selbst zu erfahren, dann ist er in der Regel schon etwas älter und aus unserem Bildungssystem bereits ausgegrenzt und entwertet worden. Universitäten sind unbewussten Bilderdenkern meist verschlossen und der Erwerb von Titeln ist so nur selten möglich. Dadurch wird ihnen das Mitspracherecht entzogen. Denn bis heute zählt überwiegend noch der Titel und nicht das Talent.

Beginnt dann doch, frecherweise, ein Bilderdenker über sich und seine erkannte Wahrnehmungsfähigkeit zu sprechen, so bekommt er oft zu hören: „Welchen pädagogischen oder psychologischen Background haben Sie eigentlich?“. Hat er dann nicht die richtigen Titel vorzuweisen, so ist die Bereitschaft des Zuhörens schnell erloschen.

Hier liegt auch das Problem vieler Eltern, Lehrer, Erzieher und Therapeuten. Sie haben die eigene Berufung nicht gefunden. In den Schulen und Universitäten haben sie gelernt, das Wissen anderer (der Lehrer und Professoren) zu übernehmen. Fraglos gehen sie davon aus, dass allein diese Ausbildung, ihr Studium, sie befähigen würde, mit anderen Menschen umzugehen. Darin liegt der große Irrtum unseres Bildungssystems.

Hörende

Das Zuhören ist die höchste Kunst der Kommunikation. Um zuhören zu können, muss ich mich von jedwedem eigenen Gedanken befreien.
Erst dann ist es mir möglich, die Worte des anderen in ihre Bedeutung zu erfassen.
Unsere Gedanken sind unser Verstand,
und der ist das Ego.
Und das Ego führt uns immer wieder in die Irre.

Wer aber nur das Wissen anderer übernommen hat, kann keinem Menschen wirklich helfen, sich selbst zu erfahren und das Leben auf der Erde zu erlernen. Dieses erlernte Wissen ist in der Regel auch schon übernommenes Wissen, es hat nichts mit ihm und seiner Persönlichkeit zu tun, es ist lediglich ausgeliehen.

Diese Art der Wissensweitergabe hat vielfach durchaus seine Berechtigung, aber sie ist verbunden mit einem riesengroßen Problem: Unsere hochsensiblen Kinder können einem Menschen, der persönlich gar nicht präsent ist, heute nicht mehr folgen. Sie können das übernommene Wissen der anderen nicht übernehmen, sie brauchen Lehrer, die das was sie lehren auch voll und ganz verkörpern.

Die Kinder wissen das in ihrem Unterbewusstsein auch, können es jedoch noch nicht mit den Worten erklären, die die Erwachsenen verstehen. Das verbale Denken, also das Denken in Worten, setzt erst mit ca. neun Jahren ein. Bis dahin denken Kinder in Bildern, also nonverbal. Ihnen ist es somit noch nicht möglich, den Erwachsenen ihre Ideen und Fantasien verständlich zu machen. Genau das ist das Problem: Wir verlangen von ihnen, was sie nicht leisten können. Kinder und Erwachsene verzweifeln gleichermaßen daran. Immer mehr Kinder werden so als auffällig eingestuft und das Burn-Out-Syndrom bei Erwachsenen nimmt ebenso erschreckende Ausmaße an. Kinder sind mental in der Regel stärker als Erwachsene, körperlich jedoch schwächer. Die Erwachsenen spielen ihre körperliche Kraft oft aus, ohne jedoch zu verstehen, was in dem Kind vorgeht und wie es wahrnimmt. Es darf nicht so sein, wie das Leben es geschaffen hat, es wird unterdrückt. Rebellion, Rückzug oder auch Krankheit sind oft die Folge.

Was ist aber nun Bilderdenken genau? – Stellen Sie sich bitte einmal einen Elefanten von vorne vor, und dann einen Elefanten von der Seite. Nun stellen Sie ihn sich einmal von hinten und dann von oben vor. Vielleicht haben Sie bei solch einer Übung klare bildliche Vorstellungen, dann kann es sein, dass Sie ein Bilderdenker sind. Vielleicht fällt es Ihnen aber auch schwer – möglicherweise sind Sie kein Bilderdenker, und Sie denken hauptsächlich in Begriffen und brauchen bildhafte Vorstellungen auch nicht so sehr. Schließlich aber kann es sein, dass Sie zu der Gruppe der

Bilderdenker gehören, denen ihr Talent abtrainiert wurde. So wie auch vielen Linkshändern, das Schreiben mit der rechten Hand gesellschaftlich aufgezwungen wurde, so wurde auch vielen Bilderdenkern ihre ursprüngliche Wahrnehmungsweise abtrainiert. Hier steckt das eigentliche Problem, denn als Bilderdenker *müssen* wir *alles*, was uns begegnet, in geistigen oder seelischen Bildern erfassen und in der Fantasie als klares Bild oder als körperliches Gefühl speichern und mit dem entsprechenden Wort verbinden. Nur dadurch erhalten wir uns die Klarheit in unserem Bewusstsein, die wir bei der Geburt bereits hatten. Verlieren wir im Kindesalter diese Klarheit, müssen wir sie als Erwachsener später wieder suchen. Dann gehen wir zu Yoga- oder Meditationskursen und beginnen die Suche nach der Stecknadel im Heuhaufen unserer Persönlichkeit. In meinen Vorträgen und Seminaren gibt es immer wieder viele Teilnehmer, die »links« und »rechts« verwechseln. Sie haben diese Wörter noch nicht körperlich erfahren und gespeichert und haben daher noch kein Bild davon. Die Anwendung kann dann nur misslingen.

Ein Wort besteht aus drei Teilen, die im Unterbewusstsein klar abgespeichert werden müssen, damit keine Verwirrung entsteht. Dies möchte ich zunächst einmal anhand des Wortes »Baum« verdeutlichen.

Der erste Teil des Wortes ist die Bedeutung, also das Bild z.B. eines Baumes. Bitte schließen Sie einmal die Augen und stellen Sie sich irgendeinen Baum in Ihrer Fantasie vor. Das, was Sie dabei gesehen haben, ist die Bedeutung des Wortes, und das ist bereits Bilderdenken.

Der zweite Teil des Wortes ist der Klang „Baum“ akustisch. Stellen Sie sich jetzt einmal vor, wie ein anderer das Wort »Baum« ausspricht und wie es sich anhört.
Der dritte Teil des Wortes ist die Schrift, also die Buchstaben »B A U M«.

Das Abspeichern der realen Begriffe, wie Baum, Bleistift oder Elefant, ist recht einfach. Ich sehe den Baum in der Fantasie als Bild und höre den Klang des Wortes und kann beides zusammenfügen. Schwieriger wird es, wenn es ein Begriff ist, der erfahren werden muss, wie »heiß«, »kalt«, »links« oder »rechts«.

Die Bedeutung des Wortes »heiß« kann ich nur erfahren, wenn ich selbst einmal mit einem heißen Gegenstand körperlich in Kontakt gekommen bin und den zugehörigen Schmerz erfahren habe. Nur mithilfe des Körpergefühls wird die Bedeutung des Wortes erfasst und klar abgespeichert.

Klarheit ist im Gehirn des Bilderdenkers von entscheidender Bedeutung (mehr in einem späteren Kapitel). Habe ich die ersten beiden Teile eines Wortes klar erfasst, kann ich auch den dritten Teil, die Schrift, als Bild dazu erkennen. Besteht zwischen den ersten beiden Teilen eines Wortes eine Verwirrung oder Unklarheit, so wird auch beim Lernen der Schrift die Verwirrung vorhanden sein und es wird kein klares Bild der Schrift erscheinen. Das wird dann oft zur sogenannten legasthenischen Behinderung. Daher ist es im pädagogischen und therapeutischen Bereich sehr wichtig, die Verwirrungen bei den ersten beiden Teilen des Wortes zu lösen und in die Klarheit zu bringen, bevor das Vermitteln der Schrift beginnt.

Was ist aber mit links und rechts? In U-Bahnen und anderen Zügen wird vor der Ankunft im Bahnhof stets angekündigt auf welcher Seite sich der Bahnsteig befinden wird. Es heißt dann z.B.: „Ausstieg in Fahrtrichtung links“. Mitfahrende Kinder stehen das eine Mal in Fahrtrichtung und beim nächsten Mal entgegengesetzt. Bei den Worten „Ausstieg links“ wird dementsprechend einmal an ihrer linken Seite ausgestiegen und beim andern Mal an der rechten. Ein zweijähriges Kind kann mit den Worten »in Fahrtrichtung« noch nichts anfangen und so entsteht im Unterbewusstsein eine Verwirrung, die bei jeder weiteren Fahrt verstärkt wird. Bei sensiblen Menschen erhöht sich dadurch die Verwirrung und die natürliche Klarheit beginnt zu schwinden. Viele Menschen passen sich an; sie funktionieren, ohne jedoch zu wissen wie. Der Bilderdenker will alles erfahren, erfassen und klären. Durch sein ständiges Hinterfragen und sein Verlangen nach Klarheit und Wahrheit fällt er häufig auf – und wird oft als »auffällig« oder »gestört« bezeichnet.

Wahrnehmung

Was wahr ist, können wir nehmen.

Wie aber lässt sich links und rechts klar vermitteln? – Im Folgenden möchte ich beschreiben, wie ich in meinen Seminaren die richtige Zuordnung von links und rechts klar zu Bewusstsein bringe. Die Teilnehmer können diese Fähigkeit dann auch selbst weitergeben.

Ich bitte den Klienten, sich entspannt auf einen Hocker zu setzen, die Füße parallel auf den Boden zu stellen und die Hände auf die Knie zu legen. Gekreuzte Arme oder Beine würden zu einer Irritation führen. Ebenso frage ich ihn, ob ich ihn berühren darf. Jetzt bitte ich ihn, sich alles, was mit links und rechts zu tun hat, im Unterbewusstsein aufzurufen und verschwinden zu lassen. „Wischen Sie es aus, oder lassen Sie es aus dem Fenster fliegen. Machen Sie es so, wie Sie es wollen und so gut wie Ihnen das im Moment möglich ist. Nehmen Sie sich die Zeit, die Sie brauchen und nicken Sie einmal kurz, wenn Sie soweit sind".

Hat der Klient genickt, bitte ich ihn, sich eine imaginäre Linie von oben nach unten mittig durch seinen Körper vorzustellen, und sobald sie erscheint, wieder zu nicken. Manchen, oftmals älteren Klienten, fällt diese Übung schwer und sie geraten dann leicht unter Erfolgsdruck; das aber erschwert diese Art der Wahrnehmung sehr. In diesem Fall bitte ich ihn, es einfach zu lassen. Jetzt stelle ich mich hinter ihn und zeichne ihm diese Linie am Kopf beginnend über den Rücken auf. Wenn er diese Linie wahrnimmt, lege ich meine rechte Hand auf seine rechte Schulter und frage: „Können Sie meine Hand spüren? Können Sie die Mittellinie noch wahrnehmen?" Kann er beides klar fühlen, sage ich mit ruhiger Stimme: „Alles, was Sie an dieser Seite der Mittellinie jetzt wahrnehmen, ist rechts. Können Sie die ganze Seite, wo meine Hand ist, spüren? Alles was Sie auf dieser Seite wahrnehmen, ist rechts".

Manchmal sagt mir ein Klient auch, dass er nur meine Hand spüren kann, nicht aber die ganze Seite. Dann streiche ich ihm mit der rechten Hand über seinen rechten Arm und über die Außenseite seines Beines bis zum Fuß und frage ihn erneut. Jetzt nimmt er in der Regel die gesamte

Seite wahr und ich wiederhole die Worte: „Alles, was Sie an dieser Seite der Linie wahrnehmen ist rechts".

Ich nehme anschließend meine Hand weg und bitte ihn, sich wieder nur noch die Mittellinie vorzustellen. Daraufhin lege ich meine linke Hand auf seine linke Schulter und wiederhole das Gleiche für die linke Seite.

Danach setze ich mich wieder hin und bitte ihn, die rechte Hand zu heben. Anschließend sage ich: „Das hat Ihr Körper jetzt gespeichert und verinnerlicht. Sie werden keine Schwierigkeiten mehr damit haben; es kann allerdings passieren, dass Sie morgen oder übermorgen links und rechts wieder einmal verwechseln, dann gaukelt Ihnen ihr Unterbewusstsein vor, dass die Korrektur so einfach nicht gehen könne, da Sie ja schon viele Jahre damit zu kämpfen hatten. Dann sagen Sie ihrem Unterbewusstsein: ‚Doch so einfach ist das!' Dann kann es sich nicht mehr widersetzen. Diese Lücke im Fundament ist geschlossen und löst keine Verwirrung mehr aus".

Wichtig bei der Arbeit mit Bilderdenkern, ist die eigene Klarheit und Gelassenheit. Das heißt, das eigene Wissen darüber, wie es geht und dass es geht. Dieses Gefühl der Sicherheit überträgt sich ohne Abstriche auf den Klienten. Das gilt natürlich nicht nur für links und rechts, sondern für alles, was wir einem anderen Menschen erfahrbar machen wollen.

Nun möchte ich noch einmal auf die Verwirrung und die Verwirrschwelle eingehen. In meinen Vorträgen und Seminaren löse ich die Verwirrung bei meinen Zuhörern bewusst aus, damit sie selbst erfahren können, wie sich eine Desorientierung anfühlt und vor allem, wie sie entsteht. Sie sind eingeladen, diese Übung während des Lesens mitzumachen.

Zu Beginn der Übung lade ich die Teilnehmer (hier natürlich Sie) ein, sich einen Baum vorzustellen und bitte sie wieder zu nicken, sobald sie ihren Baum in der Fantasie als Bild sehen. Anschließend bitte ich einige Teilnehmer, mir ihren Baum zu beschreiben, so, dass ich mir auch ein Bild davon machen kann. Als nächstes bitte ich sie, sich einen Bleistift vorzustellen und wieder zu nicken, sobald sie ihn sehen. Dann frage ich: „Wessen Bleistift hat einen Radiergummi oben drauf?“, und bitte um ein Handzeichen. Die gesamte Atmosphäre ist entspannt und einige Teilnehmer beginnen zu schmunzeln. Jetzt bitte ich sie, sich einen Elefanten vorzustellen und frage: „Wer sieht ihn von vorne? – Ich bitte um Handzeichen! – Und wer sieht ihn von der Seite?“.

Bei der anschließenden Bitte, sich einmal »gegen« vorzustellen, wird der gesamte Saal unruhig, und Fragen wie: „Was?“, „wie bitte?“, „haben Sie Gegend gesagt?“, „meinen Sie Degen?“ und “Ich habe nicht richtig verstanden“ kommen auf, und ich antworte: „Willkommen beim Bilderdenken!“. Ich habe die Desorientierung mit einem bildlosen Wort in der gesamten Gruppe ausgelöst. Alle werden unruhig und einer nach dem anderen beginnt sich zu rechtfertigen, bis ich aufkläre und den Teilnehmern sage, dass das bei jeder Gruppe mit der ich arbeite passiert.

Was ist aber geschehen? – Bei meiner Arbeit bin ich selbst völlig entspannt und zentriert; ich bin ganz in meiner Mitte. Meine Stimme ist ruhig und der ganze Raum hat sich entspannt. Die realen Begriffe »Baum«, »Bleistift« und

»Elefant« tauchen leicht in der Fantasie als Bilder auf und die Klarheit der Teilnehmer bleibt bestehen. Bei dem abstrakten, bildlosen Wort »gegen« taucht kein Bild auf und die Wahrnehmung ist sofort verschwunden. Im Unterbewussten geht die Suche nach der Bedeutung in Form eines Bildes los, kann jedoch nicht gleich gefunden werden. Die Suche dauert so lange, bis ein Bild gefunden ist oder man an etwas anderes denkt und sich damit ablenkt. Das kann der Vogel sein, der draußen fliegt, oder irgendein Gedanke.

Oft werden auch falsche Bilder zu einem Wort als Ersatz genommen, wie bei meinem Beispiel mit dem Wort »gegen«. »Gegend«, »Regen« und »Degen« sind Worte, die immer wieder genannt werden, und das bei Weitem nicht nur von legasthenisch Talentierten und ADS/ADHS-Menschen. Wenn ich Seminare und Vorträge nur mit Lehrern und Erziehern durchführe, ist die Desorientierung genau so groß, als wenn ich eine Gruppe von legasthenisch Talentierten und ADS/ADHS-Menschen bei mir habe. Die Verwirrung findet bei allen gleich statt, nur die Verwirrschwelle ist verschoben.

Hören wir das Wort »gegen«, und bemerken, dass die Wahrnehmung ausbleibt, greifen die meisten Menschen nach einem Bild, das dem Gehörten am ähnlichsten ist. *Gegend* und *Degen* sind nur zwei Beispiele. Habe ich ein Bild, so ist die Desorientierung oder besser gesagt die Verwirrung behoben und ich kann weitermachen wie bisher. Natürlich ist das Bild in gewisser Weise falsch, doch das ist zweitrangig. Wichtig ist zunächst, dass die Verwirrung verschwindet, damit die Wahrnehmungsfähigkeit nicht blockiert. Wenn aber wie beim Bilderdenker der Fall, allein diese Variante des Denkens zur Verfügung steht, dann ist es ganz wichtig für ihn, zu allem was ihm begegnet und womit er konfrontiert wird, die richtige und wahrhaftige Bedeutung zu finden, sonst fühlt er sich unverstanden und nicht wohl. Je sensibler ein Mensch in seiner Wahrnehmung ist, desto wichtiger wird dies. Das Unwohlsein kann unter anderem zu starken Bauchschmerzen führen, sodass ein Bilderdenker urplötzlich auf die Toilette muss oder sich sogar übergibt. Menschen, bei denen die Verwirrschwelle höher ist, können dies oft nicht verstehen; sie vermuten, dass das Kind simuliert.

Als Elternteil oder Pädagoge solcher Kinder – ich spreche in diesem Zusammenhang am liebsten schlicht vom *Begleiter* dieser Kinder – muss ich diesen Mechanismus selbst erfahren haben, um das Kind angemessen verstehen zu können. Ansonsten kommt es dahin, dass es sich aufgrund von ungerechten unüberlegten Reaktionen unverstanden und ungeliebt fühlt. Die typischen mit ADS und ADHS verbundenen Auffälligkeiten sind die Folge.

Es ist fatal, dass solche Reaktionen des Kindes von medizinischer und pädagogischer Seite als Behinderung gesehen werden. Dadurch werden die Reaktionen des Kindes noch heftiger und schließlich scheint nur noch die medikamentöse Ruhigstellung als vermeintliche Lösung übrig zu bleiben. Diese Medikamente unterliegen alle dem Betäubungsmittelgesetz – es sind Drogen.

Sobald ein Bilderdenker jedoch unter Drogen steht, hat er keine Möglichkeit mehr, seine Wahrnehmung bewusst zu steuern und sich zu erfahren. Er muss erst nüchtern werden; die Droge muss den Körper verlassen. Durch den Einsatz der Medikamente wird die Möglichkeit, des sich selbst Erkennens, nur erschwert. Darin liegt auch der Grund, dass so viele junge Menschen in unserer Gesellschaft therapieresistent sind. Auch hier wird wieder deutlich, das Kind wird in seinem Sosein, wie das Leben es erschaffen hat, behindert.

Wie fühlt es sich aber an, wenn ein Bilderdenker seine Orientierung verliert? – Sie können dieses Gefühl selbst erfahren, wenn Sie im Bahnhof in einem stehenden Zug sitzen und ein Zug auf dem Nachbargleis abfährt. Es ist ein äußerst unangenehmes Gefühl im ersten Moment nicht zu wissen, ob wir selbst oder der Nebenzug abfährt; wir alle kennen das. Unser Blick wendet sich automatisch zur anderen Zugseite und erst wenn wir das ruhende Bahnhofsgebäude sehen, ist die Situation geklärt und wir sind wieder orientiert. Was löst aber dieses unangenehme Gefühl in uns aus? – Unser Gleichgewichtsorgan im Ohr vermittelt dem Gehirn, dass wir stehen, und der Gesichtssinn ‚sagt uns', dass wir uns bewegen. Die Verwirrung der Sinne ist ausgelöst. Bei diesem uns allen bekannten Beispiel hilft zum Glück der Blick aus dem anderen Fenster, um die Verwirrung aufzulösen. Ein Medikament wäre eine denkbar schlechte Alternative.

Solange wir nicht bewusst erkennen, was passiert, wissen wir nicht, was mit uns los ist. Wir bekommen Angst davor, so zu sein wie wir sind, wie das Leben uns geschaffen hat. Und damit sind wir beim nächsten Kapitel.

4.

Wie Angst das Bilderdenken verhindert.

Die Angst als solche ist im Grunde sehr zu begrüßen. Sie verhindert oft, dass wir uns verletzen, oder zu weit aus dem Fenster lehnen. Klettert ein kleines Kind auf einen Baum, so bekommt es bei einer bestimmten Höhe auf einmal Angst und klettert nicht weiter. Es klettert nur so hoch, wie es sich das zutraut, und weiß, dass ihm so nichts passieren kann. Die einsetzende Angst reguliert den natürlichen Lernprozess eines jeden Menschen.

Nun kommt es aber immer häufiger vor, dass Menschen sich vor dem mit der Angst begleiteten Gefühl ängstigen. Die Angst selbst wird zur Bedrohung, sie verliert ihren regulativen Charakter, sie wird pathologisch. Die Betroffenen vermeiden mehr und mehr, sich in Situationen zu begeben, in denen die Angst überhaupt erst aufkommen könnte. Immer mehr wird die Welt zu einem Ort drohender Gefahren oder drohender Peinlichkeiten, und eine übertrieben umsichtige Lebensweise und zögerliches Verhalten sind die Folge. Diese Form der Angst wirkt im Unterbewusstsein und sie hindert uns daran, unserer Berufung zu folgen, insbesondere unsere angeborenen Talente zu entwickeln und frei zu leben. Die eigentlich lebenswichtige Angst wurde in Form der »Angst vor dem Angstgefühl« zur Geißel der Menschheit.

Wodurch entsteht aber die Angst vor dem Angstgefühl? – Jeder Mensch ist von Geburt an richtig, so wie er ist, wie das Leben ihn geschaffen hat. Durch Erziehung im Elternhaus und Pädagogik in der Schule und Kindergarten wird das Kind zu einem Glied der Gesellschaft. Das ist zum Teil wichtig, doch müssen wir uns bewusst sein, dass Kinder unterschiedlich sind. Die Standardverfahren, um Kinder in die Norm unserer Gesellschaft zu bringen, die bei vielen Kindern vielleicht noch leidlich funktionieren, führen bei sensiblen Kindern zu erheblicher Verunsicherung. Es notiert gleichsam: so wie es ist, mit seinen angeborenen Talenten und Fähigkeiten, so ist es nicht gewollt, so wird es nicht geliebt. Es bekommt Angst vor sich selbst, denn seine Talente führen nicht zu der so sehr gewünschten Anerkennung. Dies gilt für Erwachsene gleichermaßen wie für Kinder.

Zunächst möchte ich erläutern, wie wichtig es ist, eigene Erfahrungen in Form von schmerzlichen Fehltritten zu machen. Es ist kein Gewinn, Kinder vor eigenen Erfahrungen zu schützen, denn wenn ein Kind z.B. lernen will, was „heiß" bedeutet, so muss es mit seinem physischen Körper erfahren, wie sich etwas Heißes anfühlt. Es muss den Schmerz beim Berühren von etwas Heißem erfahren und erst dadurch kann es die Erfahrung klar abspeichern.

Bei einem Vortrag sagte mir einmal eine Mutter, dass sie ihrer Tochter beim Lernen des Begriffes »heiß« den Schmerz hat ersparen wollen. Sie hat die Herdplatte auf warm eingestellt, bat ihr Kind die Herdplatte anzufassen, und sagte dann: „Das was du jetzt fühlst – und nur noch ein bisschen mehr – ist heiß“. Am nächsten Tag waren sie bei ihren Nachbarn eingeladen, die gerade einen neuen Kaminofen bekommen hatten. Lena, so heißt das Mädchen, stand fasziniert vor der Glasscheibe und schaute in das Feuer. Die Mutter begann sich zu sorgen und sagte: „Lena, nicht anfassen! Das ist heiß!“, worauf Lena sofort einen Schritt vortrat und mit der flachen Hand auf die Glasscheibe fasste.

Sie ist Bilderdenkerin und hatte von den bildlosen Worten wie »nicht« kein Bild – es war für Lena nicht existent und das Wort »heiß« hatte sie mit dem Gefühl von »warm« abgespeichert. So verstand sie aus den Worten der Mutter nur: „Lena, anfassen, warm!“. Das tat sie gerne. – Als die Mutter das schilderte, war der ganze Raum erfüllt von dem Schmerz, den Lena an Körper und Seele, und die Mutter in ihrer Psyche erlebt hatte. Welche Kraft muss die Mutter aufgebracht haben, so etwas in einer großen Gruppe zu sagen. Vor dieser Frau ziehe ich meinen Hut, bis an den Boden.

Das Beispiel führt uns deutlich vor Augen, dass es nachteilig ist, das Kind vor der Schmerzerfahrung zu bewahren. Ein Becher mit 70° heißem Wasser fühlt sich unerträglich heiß an, aber führt bei kurzem Kontakt nur zur Hautrötung. Das Kind weiß nach dem Kontakt genau, was es bedeutet, wenn etwas »heiß« genannt wird. Aber auch bei dem Becher ist es sicher nicht gut, dem Kind zu sagen: „Fass das doch mal an, das ist heiß“. Lässt man aber einen solchen Becher in der Reichweite des Kindes stehen, dann wird es diesen von selbst entdecken und erfahren. Dann ist ein guter Moment, den Schmerz mit dem Wort »heiß« zu verknüpfen. Wenn es dann zukünftig heiße Dinge berührt, dann wird es aus solchen schmerzlichen Fehlern immer mehr dazulernen können.

Auch ganz allgemein ist der Fehler (mit seinen schmerzlichen Erfahrungen im Gefolge) das Beste, was uns als Menschen für unsere Entwicklung zur Verfügung steht, denn wir können am besten durch Fehler lernen. An dieser Stelle möchte ich eine Begebenheit schildern, die ich mit meinem damals zwölfjährigen Sohn erleben durfte:

Seit vielen Jahren lebt er bei seiner Mutter in Holland. Eines Tages bekam ich von ihr einen Anruf, sie war aufgelöst von Kummer und berichtete mir, dass unser Sohn mit einem Freund ein Fahrrad geklaut hatte und von der Polizei erwischt worden war. Sie bat mich, so schnell wie möglich zu kommen und mit unserem Sohn ein ernstes Wort zu reden. Im Kloster in dem ich zu der Zeit lebte, war auch eine befreundete Kindertherapeutin zu Gast. Ich erzählte ihr von dem Anruf, bevor ich am nächsten Tag nach Holland fuhr. Sie gab mir nur einen Satz mit auf den Weg, der mich die Fahrt über sehr bewegte. Der Satz lautet: *„Liebe mich, wenn ich es am wenigsten verdient habe, denn dann brauche ich es am meisten“*.

Als mir dort angekommen, mein Sohn die Tür öffnete, sah ich ihn mit hängenden Schultern und schuldbewusstem Gesicht. Er war von Angst erfüllt und konnte mich nicht anschauen. Wie ferngesteuert öffnete ich meine Arme und nahm ihn in den Arm, so wie ich es immer machte, wenn ich zu ihm kam. Ich entzog ihm meine Liebe nicht. Als wir dann im Haus zu dritt am Tisch saßen, bat ich ihn zu erzählen, was geschehen war. Er sagte: „Papa das weißt du ja schon. Wir haben ein Fahrrad geklaut“. Und dann brach es aus ihm heraus: „Papa das will ich nie mehr erleben! Weißt du, was die Polizei mit uns gemacht hat? Die haben uns mit dem Polizeiauto abgeholt und sind dann mitten durch die Stadt zur Wache gefahren. Ich hatte solche Angst, dass uns jemand erkennt. Und dann haben sie mich verhört und den anderen in eine Zelle gesteckt und von außen abgeschlossen. Als ich mit dem Verhör fertig war, haben sie mich in die Zelle gesteckt und den anderen verhört. Papa, das war so furchtbar! Ich hab’ in der Zelle nur noch geweint und hatte solche Angst. Das will ich nie mehr erleben!“

Mein Sohn hatte durch diesen Fehler gelernt, wie die Gesellschaft reagiert, wenn man Unrecht tut. Aber ebenso haben seine Mutter und ich dazugelernt. Im Moment, als mein Sohn sein Erlebnis erzählt hatte, kam mir eine Erinnerung an eine sehr ähnliche Erfahrung, die ich als Fünfzehnjähriger mit meiner Familie machen durfte. Meine Eltern waren mit mir und meinen Geschwistern in Venedig und wir gingen durch die Stadt. Ich hatte auf einmal die Idee, für meine Schwestern bei den Souvenirhändlern Schmuck zu stehlen. Ich klaute ein Stück nach dem anderen und gab es sogleich an meine Schwestern weiter. Das klappte so gut, dass ich mir schon wie der König der Taschendiebe vorkam und immer leichtsinniger wurde. Das hatte natürlich zur Folge, dass ein Händler meinen Diebstahl bemerkte und mich ergreifen wollte.

Während der Verfolgungsjagd durch Venedig geriet ich in Panik, durfte ich doch von dem Händler nicht erwischt werden. Schlimmer war allerdings, dass ich mich überhaupt nicht auskannte und nicht einmal wusste, wo unser Auto stand, da wir ja mit einem Boot in die Stadt gebracht worden waren. Ich durfte also nicht erwischt werden, meine Eltern nicht aus den Augen verlieren und vor allem durften meine Eltern nicht mitbekommen, was ich Schlimmes getan hatte. – Wie ich das geschafft habe, weiß ich nicht mehr, aber es hat geklappt. Vor allem hatte ich durch diesen Fehler gelernt, dass ich so etwas nicht wieder tun durfte. Meiner Mutter habe ich erst dreißig Jahre später davon erzählt, nachdem der Vorfall mit meinem Sohn passiert war. Jetzt erst hatte meine Seele mit dem Geschehenen Ruhe bekommen.

Ich hatte Glück, nicht erwischt worden zu sein, und durch die Angst hatte ich dazugelernt. Mein Sohn hatte das Glück, erwischt worden zu sein, bevor er strafmündig wurde, sodass er nicht als vorbestraft gilt. Auch hatte er den Vorteil, dass seine Seele bereits nach kurzer Zeit wieder von dem Fehler befreit war; sie war nicht, wie in meinem Fall, 30 Jahre damit belastet. Vor wenigen Tagen erzählte ich meinem Sohn von diesem Buch. Ich fragte ihn, ob ich die Geschichte mit dem Fahrrad schreiben und auch veröffentlichen dürfe. Wie aus der Pistole schoss es aus ihm heraus: „Papa du darfst alles schreiben! Es stimmt ja auch alles“. – Obwohl ich meinen Sohn nur äußerst selten sehe, hat er mir sein grenzenloses Vertrauen ausgesprochen, und mir damit bestätigt, wie wichtig es ist, heranwachsende Kinder mehr und mehr loszulassen. Ich gebe jedoch auch unumwunden zu, dass dieses Loslassen, das Aufgeben der eigenen Kontrolle über das Kind, mich manchmal bis an meine Belastbarkeitsgrenze gebracht hat, aber eben nicht darüber hinaus. Aber das ist bereits ein Vorgriff auf das Kapitel über Kontrolle und deren Folgen. Wenn wir einen Fehler als Fehler erkennen, dann ist es wichtig, dass wir ihn akzeptieren oder gar gutheißen (was nicht heißt, dass wir das Vorkommnis selbst – also den Fahrraddiebstahl bzw. das Stehlen in Venedig gutheißen). Wenn wir dagegen den Fehler bloß verurteilen und/oder vertuschen, so verlieren wir die Chance, aus dem Fehler zu lernen und mehr noch, wir bekommen Angst vor dem Gefühl der Angst.

Im Rahmen meiner Meisterprüfung musste ich eine Fallstudie schreiben, die ich im Folgenden beschreibe.

Der Fall: *„In meinem Betrieb sind sechs neue Lehrlinge. Zu Anfang verstanden sie sich alle gut. Bis auf einmal der Lehrling, Hans, von den anderen geschnitten und ausgegrenzt wurde. Hans wurde immer unzufriedener und kam nur noch mit Unlust zur Arbeit. Seine Arbeit wurde immer fehlerhafter und seine Reaktionen immer aufsässiger. Hans war fast nicht mehr im Betrieb zu halten. Er ist wegen Diebstahls vorbestraft, und die anderen haben das vermutlich erfahren".*

Meine Prüfungsaufgabe: *„Beschreiben Sie, wie Sie in diesem Fall vorgehen!"*

Meine Antwort lautete: *„Ich bitte einen der fünf anderen Lehrlinge zu mir, und frage ihn, was mit Hans los ist. Er erzählt mir, dass Hans einmal geklaut hatte und vorbestraft ist, und sie deshalb nichts mehr mit ihm zu tun haben wollen. – Dann bitte ich Hans zu mir und frage ihn nach seiner Sicht der Dinge. – Schließlich bitte ich alle sechs Lehrlinge zu mir und sage: »Mir ist zu Ohren gekommen, dass ihr Hans ausgrenzt und schneidet, weil er beim Klau-*

en erwischt wurde und vorbestraft ist. Bis heute ist mir kein einziger Mensch bekannt, der noch nie einen Fehler gemacht hat. Hans hat lediglich das Pech gehabt, dabei erwischt worden zu sein. Wer von euch noch nie etwas Unrechtes getan hat, möge sich melden. Bitte denkt in Zukunft immer daran, dass wir nur durch Fehler lernen können und jetzt lernt und arbeitet miteinander.«"

Es ist also seit langem bekannt, dass wir nur durch Fehler lernen können, und ich durfte dies in Venedig lernen, ohne erwischt zu werden. Die Angst war in Venedig mein Lehrmeister und so bekam ich in diesem Fall keine Angst vor dem Gefühl der Angst und konnte weiter lernen.

Entziehe ich aber meinem Sohn nach dem entdeckten Diebstahl meine Liebe, so bekommt er vor dem Gefühl der Angst, die er auf der Polizeiwache hatte, Angst, da er um die Liebe der Eltern bangen muss, ohne die er jedoch nicht leben kann. Dadurch werden wir gezwungen, die gemachten Fehler zu vertuschen. Das aber hat verheerende Folgen. Erstens verlieren wir die Möglichkeit durch den gemachten Fehler zu lernen und zu wachsen. Zweitens häuft sich auf unserer Seele immer mehr an, was verheimlicht werden muss, womit die Seele dann irgendwann nicht mehr klarkommt. Die Angst vor dem Gefühl der Angst manifestiert sich. Dadurch driften wir immer mehr in eine Welt der Illusionen ab, die mit der Wirklichkeit und Wahrhaftigkeit nichts mehr zu tun hat. Wir fühlen uns gezwungen, jedes Wort und jeden Satz zu durchdenken, bevor wir ihn aussprechen, und verlieren so die Möglichkeit der Kommunikation aus dem Gefühl der Leichtigkeit. Nur aus der Leichtigkeit aber kommen unsere kreativen Ideen und Inspirationen. Wollen wir in unserer Berufung leben und arbeiten, müssen wir somit in und aus der Leichtigkeit leben.

Leicht

Die Leichtigkeit des Seins,
liegt in der Leichtigkeit des Seins.
Und nicht in der Schwere,
diese Leichtigkeit erlangen zu wollen.

Der österreichische Labyrinthbauer und Schriftsteller Gernot Candolini sagte einmal zu mir: „In seiner Berufung zu arbeiten ist leicht, der Weg seine Berufung zu finden jedoch schwer". Um in die Berufung zu finden, müssen die alten Muster und Illusionen zugelassen und erkannt werden. Während des Erkennens ist es wichtig, alte erkannte Fehler nicht zu verteufeln, sondern sie als Lernhilfe liebevoll anzunehmen und zuzulassen. Je häufiger uns das im Einzelnen gelingt, desto freier wird unsere Seele. Bei jedem noch so kleinen bewältigten Schritt hüpft unsere Seele vor Freude in der Brust und ermutigt uns damit, auf diesem Weg weiter zu gehen. Die Angst vor dem Gefühl der Angst beginnt zu schwinden, und die Angst erhält lediglich wieder als regulierende Komponente des Lernens und Wachsens Einzug in unser Leben.

Noch einmal zur Fallstudie mit Hans. Als Bilderdenker erlebe ich die gestellte Geschichte in meiner Fantasie mit realen Personen, und ich brauche mir nichts von dem Gesagten oder Geschriebenen zu merken, sondern lediglich die Bilder der Situation aufzurufen, um es dreißig Jahre später wiedergeben zu können. Ist die Situation in der Fantasie klar erfasst, brauche ich nur noch die entsprechenden Worte dazu zu bringen. Dies ähnelt dem fotografischen Gedächtnis.

Ebenso verhält es sich, wenn ich Märchen oder Geschichten erzähle. Die Geschichte läuft dann in der Fantasie ab und ich brauche sie nur noch in Worte zu fassen. Habe ich jedoch Angst vor dieser Form der Wahrnehmungsfähigkeit, kann ich sie auch nicht nutzen, da die Bilder verschwimmen.

Spricht ein Kind oder auch Erwachsener über seine Fantasien und Ideen, trifft er in der Regel auf Unverständnis und seine Versuche, es zu beweisen, schlagen fehl. Wir werden dann als Spinner oder Träumer abgetan, was wiederum unser Selbstbewusstsein schwächt und neue Angst erzeugt. Das Talent des Bilderdenkers wird so zur Behinderung gemacht. In einem späteren Kapitel gehe ich ausführlicher auf den Begriff Fantasie ein.

Schriftsteller

Der Inhalt wird ihm gegeben.
Er erstellt dazu die Schrift.
Wie der Bäcker, dem das Korn gegeben wird,
und der daraus das Brot erstellt.

5.

Der Irrtum des elitären Denkens.

Das elitäre Denken gibt es seit Menschengedenken. Es ist seit jeher die Ursache für Kriege und Uneinigkeit zwischen den Menschen. Diejenigen, die sich als Elite sehen, erheben sich dabei über die Menschen, auf die sie als minderbemittelt herabsehen, und sie glauben sich in der natürlichen Position, diese führen und gängeln zu müssen.

Wir alle kennen das Gefühl, wenn wir einmal beim Sport, einer Klassenarbeit oder Prüfung schlecht abgeschnitten haben und wollen dieses Gefühl nicht noch einmal erleben. Also strengen wir uns an, damit uns das nicht wieder passiert. Bei unserem System der Benotung im direkten Vergleich mit anderen, brauchen wir aber immer Menschen, die schlechter abschneiden, damit auch einige mit »gut« oder besser benotet werden können. Wird ein Kind oft schlecht bewertet, verliert es das Vertrauen zu sich selbst und somit die Möglichkeit des eigenen Wachstums. Es bleibt in seiner Entwicklung stehen, denn es wird an seiner eigenen Entwicklung gehindert. Es wird behindert, oder, wie ich es gerne nenne: Es wird behindert gemacht.

Und dann kommt eine Vielzahl von Helfern, die diesem armen Behinderten helfen wollen.

Der Markt der Behindertenhilfe ist eröffnet. Der Behinderte weiß oft nichts davon, dass er behindert sein soll, und versteht die Welt nicht mehr. An dieser Stelle möchte ich den Begriff »Normal« einmal betrachten.

Normal heißt »der Norm entsprechend«. Was aber ist die Norm? – Wissenschaftler legen unter Zuhilfenahme von vorgefertigten Fragebögen und statistischen Methoden fest, was als die richtige Entwicklung angesehen wird.

Und genau darin liegt der Irrtum des elitären Denkens. Die Vertreter dieser Denkweise sind jedoch nicht ignorant, sie haben nur einen anderen Denkansatz. Sie meinen, wenn einige wenige zeigen, dass sie zu ganz besonderen Leistungen fähig sind, dann werden die »Schwächeren« dadurch zu höheren Leistungen angetrieben. Dabei verkennen sie allerdings, dass viele der so genannten Schwächeren genau deshalb in die Resignation gehen und bei dem Spiel nicht mehr mitmachen. Je sensibler ein Mensch ist, desto klarer wird ihm, dass jeder Mensch, so wie er ist, richtig ist, und dass es niemandem zusteht, einen anderen anhand eines Schemas in eine Hierarchie von Wertigkeiten zu pressen.

Einen Großteil dieses Buches habe ich beim »Alten Kurhaus« in Dangast am Jadebusen (Nordsee) geschrieben, während ich meine anderen Bücher dort verkaufte. An einem Sonntag kam ein ehemaliger Manager an meinen Stand und sah meine Bücher, auf deren Rückseite mein Lebenslauf beschrieben steht. Er sagte zu mir: „Viele Jahre meines Lebens wäre ich besser angeln gegangen, als das zu tun, was ich tat“. – Dieser Mann hat für sich erkannt, dass sein Handeln und Denken der Menschheit in Wirklichkeit keinen Nutzen gebracht hat. Er ist umgekehrt. Im Christentum gibt es den Satz: »Umkehr und Buße«, der auch hier seine Bedeutung findet.

Ich selbst bin vor Jahren genauso an den Punkt gekommen, an dem ich gemerkt habe, dass viele Dinge, die ich gemacht und gedacht habe, so nicht richtig waren. Ich hatte den Fehler in meinem Denken erkannt, durfte die Umkehr leben und aus den begangenen Fehlern lernen. Zu der Zeit begleitete mich ein Mönch und ich bat ihn, nachdem ich nach fünfundzwanzig Jahren wieder in die Kirche eingetreten war, mir meine Lebensbeichte abzunehmen. Ich schilderte ihm all das, was ich als meine Fehler erkannt hatte.

Als Buße gab er mir auf: „Gehe heute Abend gut essen und achte darauf, dass eine Kerze auf dem Tisch leuchtet". Während er das sagte, schossen mir die Tränen in die Augen, und ich antwortete: „Das ist ja keine Strafe", worauf er lächelnd erwiderte: „Die Buße ist keine Strafe, sondern lediglich ein Zeichen deiner Willenserklärung, deiner Bereitschaft zur Umkehr".

Der Satz hat mich tief berührt, sodass ich den Weg der Umkehr jetzt wesentlich leichter gehen kann. Dies zeigt natürlich auch auf, dass die Institution Kirche noch viel Umkehr und Buße leisten muss. Heute lebe ich als Christ in der Nachfolge Christi und weiß, wieviel Umkehrarbeit in der Kirche noch erforderlich ist. Auch bin ich heute mit Buddhisten, Muslimen, Juden und Hinduisten befreundet, habe jedoch keinerlei Bedürfnis, einen meiner Freunde zu bekehren. Mit einem muslimischen Freund bin ich oft zum Abendgebet in ein katholisches Kloster gegangen. Nach dem ersten Mal sagte er zu mir: „Das war eine schöne Meditationszeit“, und wir umarmten uns vor Freude und Dankbarkeit.

Der Gedanke, »nur meine Religion ist die Richtige«, ist bereits elitäres Denken. Die anderen Religionen werden dadurch als falsch angesehen und ihre Anhänger werden ausgegrenzt. Jeder Mensch, der ausgegrenzt wird, muss sich wehren, um für sich einen Lebensraum oder gar Überlebensraum zu erhalten, und genau darin liegt die Kontraproduktivität des elitären Denkens.

Ein weiteres Manko dieser Denkweise ist, dass viele Menschen in die Elite wollen und schlimmer noch: Sie wollen ihre Kinder dort sehen. Da sich unser Bildungssystem an einem festen Maßstab orientiert, ist das fatal, denn die jeweils besonderen Fähigkeiten die wir in bestimmten Gebieten haben, können wir so nicht richtig entfalten. Jeder Mensch weiß tief in seinem Innersten, dass er auf seinem Gebiet gut ist. Wenn wir unsere Talente aufdecken und unserer Berufung folgen, so gelangen wir automatisch, ohne es bewusst zu wollen, in die Elite dieser Berufsgruppe. Es geschieht in Demut und Dankbarkeit.

Wenn ein Kind in der Entwicklung seine Talente nicht aufdecken und leben kann, sondern nur entsprechend der vorherrschenden Norm bewertet wird, erfährt es zumeist negative Anerkennung seiner Person. Der Drang, zur Elite gehören zu wollen, schlummert aber tief in seinem Innersten. In vielen Fällen passen sich die Kinder an und beginnen Erfolge zu verbuchen, die fernab ihrer angeborenen Talente liegen. Das Rennen nach Anerkennung hat begonnen, doch kann es niemals gewonnen werden, solange der

Mensch nicht in seiner Berufung ist. Dadurch entsteht sehr oft Neid und Missgunst. Diese Gedanken und Emotionen wiederum verhindern das Erkennen der angeborenen Talente und verhindern dadurch das Leben in der Berufung.

Dies ist ein Teufelskreislauf, der durchbrochen werden muss. Wir alle sind in diesen Kreislauf hineingeboren und darin aufgewachsen. Wenn wir etwas verändern wollen, so können wir das nur, wenn wir den Kreislauf in uns selbst durchbrechen. Veränderung findet nur in uns statt.

Ein zweiter Teufelskreislauf entsteht, wenn ich bei der Suche nach Anerkennung Ideen anderer klaue und als die eigenen ausgebe. Zum einen müssen immer neue Ideen geklaut werden, um weiterhin Anerkennung zu erhalten; dadurch schneide ich mich gleichzeitig immer mehr von meinen eigenen Talenten ab. Zum anderen brauche ich immer mehr Ersatzbefriedigungen, um mich wegen meiner nicht gelebten Talente zu trösten. Viele versuchen, dieses Defizit durch Konsumrausch zu stillen. Aber auch Drogen, exzessiver Sex und Gewalttätigkeiten werden dazu benutzt.

Je mehr Menschen diese Zusammenhänge für sich erkennen und annehmen, um so mehr verändert sich unsere Welt. Je sensibler ein Mensch ist, um so eher durchschaut er dieses System. Viele gehen dann in die Rebellion und meinen, auf solche Weise etwas verändern zu können. Sie zeigen Opposition gegenüber dem Bestehenden. Doch auch das ist elitäres Denken, das dem Motto »Meine Meinung ist richtig und die des bestehenden Systems falsch!«, verpflichtet ist. Das bestehende System beginnt automatisch sich zu wehren und das Spiel beginnt von Neuem. Diese Menschen haben durch ihre Sensibilität einen tiefen Einblick erhalten, aber der tiefere Zusammenhang ist ihnen noch verschlossen.

Eine Randbemerkung zum Wörtchen »noch«: Es ist ein ‚Zauberwort'. Indem ich es in den vorangehenden Satz einfüge, bringe ich sprachlich zum Ausdruck, dass uns die Zukunft immer offen steht. Es bleibt Raum für eine Umkehr. Ohne das »noch« wäre der Satz ultimativ, er würde suggerieren, dass es zu spät ist. – Das Unterbewusstsein nimmt solche Feinheiten sehr wohl wahr.

Gedankenkraft

Meine eigenen Gedanken erschaffen die Realität, in der ich lebe.

6.

Wie die legasthenischen Talente zur Behinderung gemacht werden.

Wenn ein Kind zur Welt kommt und seine Augen das erste Mal öffnet, beginnt es zu lernen. Zuerst lernt es den Unterschied zwischen hell und dunkel. Der erste Kontakt mit dem Licht macht ihm Angst. Ist es doch das erste Mal in diesem jungen Leben, dass es damit konfrontiert wird. Je mehr das Kind jetzt übt, die Augen öffnet und wieder schließt, desto mehr verblasst die Angst. Hilfreich für das Kind ist in dieser Phase gedämpftes Licht und nur leise Geräusche, damit es in seinem Tempo lernen kann. Das geschieht leider nur selten.

Denn wenn wir unserer Freude über die Geburt des Kindes lauthals Ausdruck geben und, um alles besser sehen zu können, alle verfügbaren Lampen anschalten, wird das Kind erschrecken und das erste Mal am Lernen gehindert und eingeschüchtert. Mit zunehmendem Alter wird sein Lernen aktiver, das Kind bewegt sich, macht die ersten Geräusche und beginnt ganz langsam, seine Persönlichkeit zu entwickeln. Jetzt entstehen die ersten Interessenskonflikte. Wenn das Kind jetzt mit dem Löffel auf die Kochtöpfe schlägt, stört es uns gestresste Erwachsene oft; wollen wir doch Ruhe. Das Kind aber will lernen, wie es selbst Klänge erzeugen kann. Wir dagegen setzen uns leider allzu oft durch und hindern das Kind erneut am Lernen. Wenn es dann laufen kann, wird sein Lernradius entsprechend größer - ebenso auch die Interessenskonflikte. Dazu möchte ich Ihnen ein Erlebnis mit einem eineinhalbjährigen Jungen schildern, das ich bei einem Silvesterkurs als Kinderbetreuer in einem Kloster hatte.

Der Junge spielte überwiegend alleine mit seinen Autos. Es war das erste Mal, dass seine Eltern ihn in einer Kindergruppe alleine lassen konnten. Er fühlte sich spürbar wohl und meldete sich, wenn er ein Bedürfnis hatte. Die älteren Kinder der Gruppe spielten an einem Dimmerschalter für das Licht. Der kleine Junge bemerkte, dass das Licht heller und dunkler wurde, und ließ seinen Blick unvermittelt durch den Raum schweifen, als wollte er sagen: „Nichts geschieht, ohne Grund". Dann erblickte er die anderen Kinder am Dimmer und beobachtete sie genau. Als diese dann mit dem Lernen des Dimmerschalters fertig waren, und weggingen, stand er von seinen geliebten Autos auf und ging zielstrebig dort hin. Drei oder vier Mal drehte er am Dimmer und quietschte laut vor Freude. Jetzt hatte er die Zusammenhänge zwischen dem Schalter und der Veränderung des Lichtes erfahren und erlernt und ging zurück zu seinen Autos. Er hat seinen Lernprozess erst begonnen, als die anderen Kinder fertig waren. Auch dieses gesunde soziale Verhalten hat mich sehr beeindruckt.

Was aber geschieht gewöhnlich in der Familie? Der Vater, die Mutter kommen gestresst von der Arbeit nach Hause, schalten das Licht an, setzen sich aufs Sofa und wollen in Ruhe ihre Zeitung lesen. Das Kind hat den Dimmerschalter entdeckt und will ihn erfahren, also lernen. Die Reaktionen der gestressten Eltern kennen wir alle, es ist nicht nötig, sie zu beschreiben. Die Folgen aber können nicht oft genug betont werden: Das Kind wird erneut in seinem freiwilligen Lernen behindert. Es will den Schalter erfahren und lernen, und immer wieder wird es behindert. Bei manchen Kindern hat das eine starke Wirkung, was auf die Dauer dazu führt, dass sie verhaltensauffällig werden oder gar bald als behindert gelten – und es wird dann so getan, als hätten sie diese Behinderung bereits von Geburt an. Nichts aber ist irriger als das. Diese Kinder sind nicht von sich aus behindert – sie werden erst behindert gemacht. Wir Erwachsene erschaffen die Behinderung bei unseren eigenen Kindern. Wir tun es, weil wir selbst im Verlauf unserer Kindheit immer wieder auf ähnliche Weise behindert wurden und niemals war und ist eine böse Absicht dabei.

Es führt zu nichts, nach dem Schuldigen zu suchen. Ich suchte solange, bis ich einen gefunden hätte, bei dem ich sagen kann: „Du hast Schuld!“. Der jedoch wird sich wehren und es entsteht eine unnötige Kontoverse, obwohl wir es so sehr brauchen, gemeinsam an einem Strang zu ziehen.

Wenn die Kinder beim Lernen verschreckt werden, verlieren sie mehr und mehr die angeborene Fähigkeit, aus der Leichtigkeit und der Freiwilligkeit zu lernen. Jahre später, in der Schule, müssen sie lesen und schreiben lernen. Oft wird ihnen nicht erklärt, warum sie es lernen sollen, sondern es wird ihnen schlicht gesagt, „alle Kinder müssen mit sechs Jahren zur Schule gehen“.

Wenn der Wunsch nach einer Begründung mit einem „du musst!“ erwidert wird, dann ist die Leichtigkeit verschwunden. In einem Vortrag habe ich einmal einen Teilnehmer gebeten, nach draußen zu gehen, fünf mal um sein Auto zu laufen und wieder hineinzukommen. Er schaute mich verdutzt an und wollte wissen, warum er dies tun sollte. Als ich ihm sagte: „Frage nicht – tue es einfach!“, zeigte er mir belustigt lächelnd den Vogel und blieb sitzen.

Die Kinder wissen oft auch nicht, wo die Buchstaben herkommen, warum sie so aussehen, wie sie aussehen und nicht anders. Oft wird dann nach einer aufwändigen, wissenschaftlich untermauerten, Erklärung gesucht, anstatt den Kindern einfach zu sagen: „Es gibt keinen Grund, warum die Buchstaben so aussehen, die Menschen haben sich lediglich auf gleiche Zeichen geeinigt, damit wir uns mit Hilfe der Schrift verständigen können“.

Das Unverständnis bei den Kindern wird immer größer, das Fundament ist nicht tragfähig, wie sollen sie da lernen? Im Unterbewusstsein ist aber auch noch das Wissen vorhanden, dass sie doch aus der Leichtigkeit und Freude lernen können und auch wollen. Wie ich oben schon erwähnte, setzt das verbale Denken erst mit neun Jahren ein. Bis dahin können sie uns ihre Bilder, Gedanken und Gefühle nicht so verständlich machen, dass wir diese auch verstehen können. Bedauerlicherweise verlangen wir das aber in der Regel von unseren Kindern.

Ein Legastheniker oder AD(H)S-ler kann nicht anders, als ohne Druck zu lernen bzw. zu arbeiten. Ohne Druck aber, hat das Kind Zugang zu seinen Talenten und liefert manchmal erstaunliche Ergebnisse. Lehrer oder Eltern sind verblüfft und glauben kaum, dass es eine eigene Leistung ist. Sie wollen Beweise. Wenn sie jetzt zu ihm sagen, „das glaube ich nicht, zeige es mir noch mal!“, so geschieht etwas Fatales. Zum einen wird ihm nicht geglaubt, er wird somit also zum Lügner abgestempelt und zum anderen zwingt man ihn, es zu beweisen. Der Druck ist aufgebaut und dadurch wird der Zugang zu seinen Talenten abgeschnitten. Ich vergleiche das gerne mit dem Internetanschluss an den Zentralcomputer (das kosmische Wissen). Wir ziehen bei diesen Menschen zuerst – durch den aufgebauten Druck – den Internetstecker heraus, und verlangen dann von ihnen, sofort online zu gehen. Bei diesem unfairen Spiel können sie nur noch verzweifeln, aufgeben und rebellieren – oder den Weg heraus suchen. Schön, dass Sie dabei sind.

Gesundheit

Die Diagnose ist der Beginn der Krankheit.
Und das zu erkennen, ist der Beginn der Heilung.

7.

Die leugnenden Legastheniker und warum sie leugnen.

Legasthenische Talente sind in irgendeiner Form bei den meisten Menschen vorhanden. Viele von ihnen nutzen diese Talente, ohne zu wissen, wie das genau geschieht. Sie haben keine oder kaum Wunden aus ihrer Kindheit und sie genießen es, kreativ zu sein. Sie leugnen ihre Kreativität nicht und können nicht richtig verstehen, warum manche Menschen mit ihren Talenten Schwierigkeiten haben. Neben ihnen kann man als Legastheniker ganz gut leben.

Eine weitere Gruppe legasthenischer Menschen hat sich unserem Drucksystem gebeugt. Unter Aufbietung aller erdenklichen Kräfte haben sie das Kunststück vollbracht, in dem Drucksystem mit geringem Erfolg bestanden zu haben. Sie haben alles gegeben, um einen guten Schulabschluss oder gar einen Hochschulabschluss zu erwerben. Sie haben einen Ergeiz entwickelt, beruflich erfolgreich zu sein, und sind stolz, es immer wieder zu schaffen, auch wenn es erhebliche Mühe macht. Dieses »es geschafft zu haben« verteidigen sie jetzt mit allen Mitteln. Tief in ihrem Inneren schlummert das Wissen über das, was sie alles auf ihrem

Weg durch das Drucksystem haben entbehren müssen. Sie vermissen das Lernen aus der Leichtigkeit und die Freude am Leben. Sie leiden unter der Trennung vom »Zentralcomputer« (Kosmische Kraft), der in ihrer frühen Kindheit doch immer so liebevoll und fürsorglich war. Seine Anerkennung gibt es nun nicht mehr, stattdessen gibt es Anerkennung von anderen Menschen, die in dem Drucksystem vor ihnen schon funktioniert haben. Jedes Mal, wenn die Menschen dieser Gruppe im Druck funktionieren, gibt es Anerkennung. Im andern Fall werden sie aus dem System ausgestoßen – wir treffen diese Menschen in Kliniken und beim Arbeitsamt an.

Wer einmal in diesem Drucksystem gefangen ist, verteidigt dieses auch mit aller Stärke, weiß er doch im Unterbewussten, dass er von der Anerkennung anderer ebenso abhängig ist, wie diese im selben System von ihm. Sie leugnen ihre legasthenischen Talente und verteidigen dieses Leugnen bis aufs Messer, haben sie doch miterlebt, wie es den erkannten Legasthenikern ergangen ist.

Mit diesen Menschen zu leben und zu arbeiten ist für einen erkannten oder bekennenden Legastheniker extrem schwer – oft sogar unmöglich. Tief im Inneren fühlt ein sensibler Mensch die Seelenverwandtschaft zum anderen, denn der hat – wenngleich in der Tiefe verschüttet – die gleichen Talente wie er selbst. Tief im Inneren hat er das Bedürfnis dem anderen mitzuteilen, dass er von seinen Talenten und der wirklichen Kraftquelle abgeschnitten ist. Doch dabei berührt er unweigerlich die verdeckten Kindheitswunden des anderen und löst so bei ihm tiefen emotionalen Schmerz aus. Der systemkonforme Legastheniker wiederum will mit den Kindheitswunden nicht in Berührung kommen. Er verteidigt sich und zückt gleichsam die Messer.

Damit zu leben ist für beide Seiten sehr schwer. Wenn wir diese Zusammenhänge in der Tiefe erfasst haben, dann ist das für alle ein großer Gewinn. Dann ist auch kein Raum mehr für Schuldzuweisungen; es gibt dann keinen Schuldigen mehr, sondern lediglich das Erkennen, dass wir alle noch viel mehr zu lernen haben.

Die erkannten Legastheniker sind hier allerdings noch deutlich im Hintertreffen, denn auch wenn sie es im Rahmen unseres Schulsystems schaffen, dass ihnen Nachteilausgleich gewährt wird, so sind sie doch extrem benachteiligt oder bleiben gar völlig außen vor.

Die Universitäten sind ihnen dann verschlossen und es wird ihnen nahezu unmöglich, die Abschlüsse und Titel zu erwerben, die in unserem System in vielen Bereichen überaus wichtig sind. So werden sie immer weiter unterdrückt. Dieser Teufelskreislauf darf aber auch einmal zu Ende sein und je mehr daran arbeiten, desto größer werden die Fortschritte. Ich freue mich sehr, dass Sie dieses Buch lesen.

8.

Wenn unentdeckte Legastheniker entdeckten helfen wollen.

»Helfen wollen« ist eine gute und edle Einstellung und verdient Hochachtung. Ein Großteil der Menschen in unserer westlichen zivilisierten, hoch technisierten Welt weiß aber mittlerweile nicht mehr, was wirkliche Hilfe ist. Wirkliche Hilfe ist, anderen Menschen zum Leben zu verhelfen. Und Leben ist, so sein zu dürfen, wie Gott jeden Einzelnen von uns geschaffen hat.

Uns allen wurde aberzogen, so sein zu dürfen, wie wir wirklich sind. So darf ein Mann beispielsweise nicht weinen, denn Männer sind stark und weinen nicht.

Ein junges Mädchen bringt den ersten Freund mit nach Hause. Die besorgten Eltern fragen sogleich: „Was macht denn der Vater von dem Jungen beruflich?“, anstatt auf die Herzen der jungen Menschen zu hören. Die Herzen schreien es nur so heraus: „Hallo hört uns denn niemand, wir haben uns doch verliebt!“. Was hat der Beruf des Vaters mit der Liebe zu tun? Erklärt den Kindern lieber, wie die Liebe funktioniert, wie sie respektvoll miteinander umgehen! Nein besser, lebt ihnen den respektvollen Umgang mit dem geliebten Menschen vor, denn Kinder brauchen ein Vorbild zum Lernen!

Die unentdeckten Legastheniker versuchen nun also den entdeckten Legasthenikern ihren Weg zu zeigen. Bei ihnen hat dieser Weg ja noch funktioniert und deshalb erkennen sie ihn als den einzig gangbaren an. Was sie nicht wissen ist, dass die entdeckten Legastheniker alle diese Methoden bei den Unentdeckten in ihrer Kindheit schon gesehen haben und für sich auch schon probiert haben. Sie halfen nur nicht.

Nicht wenige unentdeckte Legastheniker ergreifen den Beruf des Lehrers oder Therapeuten. Es ist oft schwer für sie anzuerkennen, dass ihre eigene selbst erworbene Methode nicht für ihr gesamtes Klientel hilfreich ist. Ein Lehrer sagte einmal zu mir: „Ich habe viel mit Legasthenikern gearbeitet, kann aber nicht wirklich sagen, dass es etwas gebracht hat“. Die Kinder werden dadurch therapieresistent und eine Annäherung an sie wird extrem schwer. Deshalb finden Legastheniker-Selbsthilfegruppen auch so schwer Zulauf.

Von den angeborenen Talenten abgeschnitten zu sein, macht auf lange Sicht körperlich, geistig und seelisch krank. Die Heilung dieser Erkrankungen muss an ihrer Wurzel beginnen, indem die verschütteten Talente aufgedeckt werden. Ebenso sind Legastheniker äußerst sensible Menschen und sie bemerken im Unterbewusstsein, dass der Therapeut, der ihnen helfen will, selbst von seinen angeborenen Talenten abgeschnitten ist und eigentlich selbst eine Therapie zum Aufdecken seiner Talente benötigt.

Ein mittlerweile offenes Geheimnis ist, dass viele Mediziner Alkohol-, Medikamenten- oder Drogenabhängig sind. Sie leben fernab von ihren eigentlichen Talenten. Das ist ein Höllenleben! Ein Kinderarzt sagte einmal zu mir: „Das Medikament Ritalin ist nicht nur für Kinder gut, ich selbst nehme es auch“. Dieser Satz ist ein Hilferuf, nein, ein Hilfeschrei des Arztes. Mit meinen Ohren höre ich den Satz etwas anders: „Helft mir, ich weiß nicht mehr weiter!“ Helfen kann man aber nur jemandem, der ehrlich ist – ehrlich mit seinen Gedanken. Eine befreundete Heilpraktikerin sagte einmal zu mir: „Denke bei all deinem Tun immer daran: jeder Patient wird dir noch einmal vorgestellt“. Und Jesus sagte: „Arzt, heile zuerst dich selbst und dann erst heile die anderen!“. Hier wird deutlich, wie wichtig es ist, einen Therapeuten oder Nachhilfelehrer sehr sorgsam auszusuchen, aber auch die eigenen Gedanken und Wünsche fortwährend zu überprüfen.

Wie erkenne ich aber jemanden, der mir nicht wirklich helfen kann? – Eine recht deutliche Mahnung zur Vorsicht ist es, wenn jemand beim Sprechen mit Laien viele unverständliche Fremd- oder Fachwörter benutzt. Diese Menschen haben nicht richtig verstanden, wozu es die Sprache gibt. Sie dient uns Menschen zur Verständigung. Wer beim Sprechen nicht das Gefühl dafür entwickelt hat, ob er dabei verstanden wird, der baut wissentlich oder unwissentlich eine Barriere zwischen sich und seinem Gesprächspartner auf. Viele Bücher, obgleich sie an die Allgemeinheit gerichtet sind, strotzen dermaßen von Fachbegriffen und Fremdwörtern, dass sie sich übergeben würden, wenn Bücher das könnten.

Ein solcher Arzt oder Therapeut, der sich nicht gut mit Ihnen verständigen kann, wird Ihnen niemals wirklich helfen können, da er seine derzeitige Kraftquelle (die anderen Menschen) verloren hat. Er achtet sehr genau darauf, dass alles so bleibt, wie es ist. Er gibt ihnen ein Medikament, und klopft sich auf die Schulter. Er hört Ihnen zu, versteht aber kein Wort von dem, was sie sagen.

Sobald Sie das bemerken, bleiben Sie am besten höflich, sprechen Sie nur noch oberflächliche Worte und ziehen Sie sich schnellstmöglich zurück. Wenn Sie ihnen gegenüber von Ihrer wahren Einschätzung sprechen, so kann das eine heftige Auseinandersetzung hervorrufen, die besser vermieden werden sollte. Ich denke jeder Legastheniker kennt bereits solche Situationen.

An dieser Stelle möchte ich aber ausdrücklich erwähnen, dass es sehr viele Ärzte Therapeuten und Heilpraktiker gibt, denen es wirklich am Herzen liegt, Ihnen zu helfen. Sie haben sich schon selbst geheilt, und jetzt heilen sie andere. Diese Menschen sind offen für neue alternative Ansätze, merken sie doch, dass die herkömmliche Medizin an ihre Grenzen stößt.

9.

Die Zusammenhänge zwischen Legasthenie und Alkoholkonsum.

Jeder Mensch braucht für sein Leben Respekt und Anerkennung. Wenn dieser ihnen immer wieder vorenthalten wird und stattdessen gesagt wird: „Du kannst das sowieso nicht“, dann brennt sich in seiner Seele ein emotionaler Schmerz ein, der oftmals unerträglich ist. Alkohol legt sich dann wie ein schützender Schleier über diesen unerträglichen Schmerz und es wird zunächst leichter. Doch der Körper beginnt darunter zu leiden und der Gesamtschmerz nimmt auf Dauer zu. Ebenso hindert der Schleier des Alkohols, der ja noch über dem Schleier der Emotionen liegt, das Aufdecken der eigenen Talente und somit das Erkennen der eigenen Persönlichkeit in uns. Der Alkohol ist somit nur eine kurze Entspannung, der aber auf Dauer die Situation nur verschlimmert.

An dieser Stelle möchte ich ein weiteres legasthenisches Talent erwähnen, und wenn Sie sich in einigen Schilderungen wieder finden, so lade ich Sie ein, Ihr inneres Kind berühren zu lassen. Vielleicht fallen Ihnen aber auch andere Begebenheiten aus ihrem Leben dazu ein. Durch diese Berührungen mit Ihrem inneren Kind beginnt die Seele zu heilen.

In der Mathematik wusste ich die Ergebnisse immer sofort, konnte aber dem Lehrer keinen Rechenweg aufzeigen. In Englisch wurde ich in der Regel mit »mangelhaft« oder »ungenügend« bewertet. Zur Bewerbung bei einem japanischen Konzern hatte ich zwar zahlreiche Arbeitszeugnisse vorgezeigt, aber mein Schulzeugnis war nicht dabei, denn sonst hätte ich die gewünschte Stelle nicht bekommen. Beim Vorstellungsgespräch wurde ich dann gefragt, wie denn meine Englischkenntnisse seien. „Sie werden Ihren Anforderungen genügen“, so meine selbstsichere Antwort. Von 400 Bewerbern, darunter viele Diplomingenieure, bekam ich den Zuschlag und das als Kfz-Meister mit einer Fünf in Englisch.

Mein Sohn lebt in Holland und geht dort auch zur Schule. Vor zwei Jahren sagte er mir, dass er in Französisch und Mathematik immer wieder Kopfschmerzen bekomme. Mir war klar, sein Lehrer darf ihm nicht sagen, wie er lernen muss, sondern er darf ihm nur Lernvorschläge machen. Ich sagte das meinem Sohn und dass, wenn der Vorschlag des Lehrers gut ist, er ihn befolgen möge, und im anderen Fall solle er am besten so lernen, wie er auch Deutsch, Holländisch und Englisch gelernt hat. „Sage es dem Lehrer aber nicht, damit du ihn nicht verletzt!“, ergänzte ich meinen Ratschlag. Ein paar Tage später dankte er mir; die Kopfschmerzen waren verschwunden und in der Schule klappte es wieder. Später dann sagte er zu mir, dass er in Französisch die Antworten weiß, auch wenn er die Hausaufgaben nicht gemacht hat.

Woher kommt dieses Wissen, das nicht gelernt wurde? Woher kamen meine Englischkenntnisse, als ich sie brauchte? Woher kamen die Rechenergebnisse?

Eben schrieb ich, dass es mit Alkohol leichter wird. Das stimmt so, die Talente können aber immer noch nicht leben. Talente sind allesamt Geschenke Gottes. Darf ich so ein Talent zurückweisen? – Ich durfte erfahren, dass das Zurückweisen – z.B. in Gestalt des Alkoholkonsums – nicht gut tut. Sicher ist auch, dass wir die verschütteten Talente wieder suchen und aufdecken sollen. Je mehr wir jetzt aufdecken, desto mehr kann sich der Alkohol zurückziehen. Dieses Aufdecken der verschütteten Talente ist allerdings wohl die schwerste Arbeit in unserem Leben. Wenn wir behutsam dabei vorgehen, haben wir aber Hilfe aus der geistigen Welt, so finden wir Menschen, die uns begleiten. Der Selbstschutz ist dabei entscheidend wichtig. Mehr darüber in einem späteren Kapitel.

Vor einiger Zeit habe ich mal einer zweifachen Mutter etwas über die Hilfe aus der geistigen Welt erzählt. Sie reagierte darauf derart verletzend und entwürdigend, meine Seele in mir schrie nur noch auf. Gerade von Familienmitgliedern und angeblichen Freunden bekommt man hin und wieder solche vernichtenden Meinungen. Ein wirklicher Freund würde zuhören und wenn er etwas nicht verstehen kann, würde er ehrlich sein, und sagen: „Das ist zu hoch für mich, das kann ich noch nicht verstehen“. Diese Worte benutzte meine Mutter in ihren letzten vier Lebensjahren, wenn ich ihr etwas von mir erzählte.

An dieser Stelle möchte ich meiner geliebten Mutter danken. Seitdem sie diese Worte das erste Mal benutzt hatte, konnte wieder die tiefe Herzensliebe zwischen ihr und mir fließen. Endlich durfte ich so sein, wie ich bin, so wie Gott mich geschaffen hat. Kurz vor ihrem Tod bat sie mich sogar darum, ihr die Schmerzen mit meinen Händen zu nehmen. Dann sagte sie zu mir: „Peter, die ganzen Schmerzen gehen weg“. Danach konnte sie in völligem Frieden und Harmonie den Körper verlassen.

Ein alkoholgefährdeter Legastheniker sollte lernen, vorsichtig zu sein, bei Menschen, die ihn nicht verstehen können oder wollen. Er sollte sich besser nicht mit ihnen über seine Wahrnehmungen und Gedanken unterhalten. Dann lassen die negativen Rückmeldungen nach und der Alkohol darf sich langsam verabschieden. Der Alkohol war bei vielen von uns über lange Zeit die einzige Hilfe. Es ist wichtig, ihn, der uns viele Jahre getragen hat und ohne den viele auch nicht überlebt hätten, in Liebe zu verabschieden. Wenn wir dem Alkohol auf solche Weise Respekt zollen, zieht er sich auch gerne zurück. Respekt braucht jeder und jedes. Das gilt sogar für Drogen.

10.

Die Zusammenhänge zwischen Legasthenie und Mobbing.

Als ich die Stelle bei dem japanischen Konzern als Homologationsleiter antrat, wurde mir gesagt, dass die Genehmigungszeiten beim Kraftfahrtbundesamt (KBA) verkürzt werden müssen, damit die Produktion schneller beginnen kann. Diesen Auftrag habe ich wörtlich genommen. Drei Tage nach meinem Arbeitsbeginn, bevor mein damaliger Chef mit einem TÜV- Prüfer nach Japan verreiste, sagte er mir, wenn er zurückkomme, gäbe es eine Menge Arbeit für mich. Er bat mich in der Zwischenzeit nach Flensburg zu fahren und im KBA meinen Antrittsbesuch zu machen.

Einige Tage später, als ich dort vorsprach, ist etwas Wunderschönes geschehen, ohne dass es von mir geplant oder vorbereitet war. Ich begrüßte meine Ansprechpartner, und fiel gemäß meiner legasthenischen Natur sofort mit der Tür ins Haus: „Wir müssen die Genehmigungszeiten für die neuen Fahrzeuge verkürzen!“ Die erschrockene Antwort die ich bekam, war: „Wir haben unsere Zeiten schon um die Hälfte verkürzt. Fangen Sie ihre Arbeit nicht so an!“. Ich war mit meinem Anliegen nicht verstanden worden. Ich ließ, Gott sei Dank, nicht locker. Als ich dann sagte: „Die Verkürzung der Zeiten soll doch bei uns im Haus stattfinden!“, fand ich offene Ohren. Der größte Teil der Zeit wurde für Übersetzungen aus dem Englischen ins Deutsche zur Vorlage beim KBA benötigt und da viele dieser Genehmigungen für ganz Europa gelten, mussten diese zurück ins Englische übersetzt werden. So schlug ich vor, alles in englischer Sprache zu bearbeiten.

Seitdem akzeptiert das KBA Homologationsdokumente in englischer Sprache. Als mein Chef von seiner Reise zurück kam, legte er mir einen großen Stapel englischer Prüfberichte auf den Tisch und verabschiedete sich in den Urlaub. Durch die Vereinbarung mit dem KBA brauchte ich jetzt nichts mehr zu übersetzen, und konnte schon wenige Tage später die kompletten Dokumente zur Genehmigung beim KBA vorlegen. Durch das Gespräch konnte ich so einen Arbeitsgang der typischerweise sechs Wochen in Anspruch nahm, um drei Wochen verkürzen. Als ich dann die Genehmigungsdokumente auf dem Schreibtisch hatte, schickte ich sie noch in derselben Nacht per Fax nach Japan.

Als mein Chef aus dem Urlaub zurück war, saß ich gerade in seinem Büro, als das Telefon klingelte und ich hörte meinen Chef das Folgende sagen: „Hallo Mr. Hibara, [...]. Ja, die Genehmigungen sind diesmal sehr schnell gegangen. Wir haben ja einen neuen Homologationsleiter eingestellt. Ist ein guter Mann“, usw. Meine Freude über diese Worte kippte jäh, als das Telefongespräch beendet war, denn dann wurde mir der Kopf gewaschen, dass es rauchte. Was mir einfiele, so etwas zu tun, ohne es mit ihm abzustimmen.

Dieser Mann war so in Rage, dass er auf meine Worte nicht mehr einging. Er wusste offenbar nicht einmal mehr, dass er in Urlaub gewesen war und welchen Auftrag er mir erteilt hatte. Von der Zeit an erfuhr ich am eigenen Leib, was Mobbing ist. Für die immensen Einsparungen erntete ich nichts als Undank.

Etwa gleichzeitig las ich einen passenden Satz in der Zeitung »Die Welt«: „Der Manager. – Ein erstklassiger Manager stellt nur erstklassige Mitarbeiter ein. – Ein zweitklassiger Manager jedoch nur einen drittklassigen Mitarbeiter".

Wenn ein zweitklassiger Manager jedoch versehentlich einmal einen erstklassigen einstellt, kommt es sehr oft zu Mobbing. Ein weiterer Beweis dafür, dass der Fisch am Kopf zu stinken beginnt.

Nach knapp einem Jahr sehr erfolgreicher, jedoch nur negativ anerkannter Arbeit, wurde in dem gleichen Unternehmen ein Kundendienstleiter für eine neue Produktgruppe gesucht. Ich wurde, Gott sei Dank, vom zuständigen Vertriebsleiter abgeworben und bin gerne dorthin gewechselt. Doch nach wenigen Tagen entstanden wieder ähnliche Situationen. Der Vertriebsleiter war mir jedoch nicht vorgesetzt, denn ich war, nach wie vor, dem Gesamtkundendienstleiter unterstellt. Dieser kannte die Produktpalette nicht gut, denn sie ging an seinem persönlichen Interesse völlig vorbei. Mit meiner Arbeit war ich sehr erfolgreich. In der Händlerschaft war ich beliebt und geachtet. Mein Chef erfuhr von meiner Arbeit so gut wie nichts, denn es gab keine Konflikte. Glücklich war er allerdings darüber, dass sich die Garantiekosten binnen einem Jahr halbiert hatten.

Der Vertriebsleiter allerdings hatte nichts davon, waren doch Kundendienst und Vertrieb in finanzieller Hinsicht getrennt. Als der Vertriebsleiter es mir noch übertrug, Seminare und Produktschulungen zu halten, ahnte ich nicht, dass es die bis dahin schönste Arbeit meines Lebens wurde. Ich liebte das Reisen, ich mochte die Schulungsteilnehmer, wie sie ihrerseits mich. Ich mochte die Händler, und die Händler mochten mich. Endlich hatte ich das gefunden, was ich gesucht hatte: Ich arbeitete aus Freude an der Arbeit und mein Gehalt reichte mir.

Zu der Zeit war ich wohl der einzige im Betrieb, der morgens aus Arbeitsfreude zur Arbeit ging. Stets war ein allgemeines Klagen über zu wenig Geld und zu viel Arbeit zu hören und zu spüren. Durch meine Reisen bekam ich Kontakt mit der ganzen Branche und erfuhr, dass bei den Wettbewerbern meines Unternehmens an meiner Stelle mindestens drei Mitarbeiter die entsprechende Arbeit verrichteten und jeder Einzelne von ihnen bekam mehr Geld als ich. Ich begriff das Klagen meiner Arbeitskollegen damals nicht. Heute weiß ich, sie arbeiteten alle nur des Geldes wegen – keiner hat nach seinen angeborenen Talenten gearbeitet.

Vor solch einem Hintergrund wundert es nicht, wenn Mobbing und Missgunst Einzug halten. Es ist kein Wunder, dass die Mitarbeiter in unseren Unternehmen immer kranker werden. Kein Wunder, dass die Psychiatrien überfüllt sind. Kein Wunder, dass das Gesundheitssystem zusammenzubrechen droht. Kein Wunder, dass die Schüler in den Schulen ausrasten, bekommen sie doch den ganzen Frust der Eltern und Lehrer ab.

Ein fiktives Beispiel: In einer Behörde gibt es viele Abteilungen. Oftmals ist dort auch ein Laufbursche für die interne Post eingestellt. Meist sind dies Menschen mit einer angeblich niedrigen Qualifikation. Dieser Bote läuft tagein-tagaus durch alle Abteilungen. Wenn dieser Mensch legasthenische Talente besitzt, was häufig der Fall ist, könnte sich das Folgende zutragen:

Als Legastheniker ist er Bilderdenker, und alles was ihm begegnet, wird in Bildern abgespeichert. Das geht so schnell, dass er selbst es nicht bemerkt; er kennt es nicht anders, denn er hat dieses wunderschöne Talent ja schon von Geburt an. Er kennt also alle Abläufe in der Behörde bis ins Detail. Kommt er eines Tages in das Büro eines Abteilungsleiters und hört, wie dieser am Telefon über ein Problem spricht, so reihen sich bei ihm in Sekundenschnelle Tausende von Bildern aneinander und gleichen sich ab. Dann platzt die Lösung des Problems plötzlich und ohne Vorankündigung aus ihm heraus. Der Abteilungsleiter ist geschockt. Was bildet sich dieser Laufbursche ein? „Mische dich nicht noch einmal in Dinge ein, von denen du keine Ahnung hast, sonst fliegst du! Und bei deiner ‚Qualifikation' kriegst du bestimmt nichts wieder!", so könnte seine Reaktion ausfallen. Um das Problem selbst zu lösen, beruft der Abteilungsleiter einen Stab von hochgestellten Mitarbeitern. Es wird vielleicht Tage und Wochen diskutiert und dann eine Lösung festgesetzt, die mit der des Laufburschen nahezu identisch ist. Der Abteilungsleiter verdrängt, indem er sich und seinen Krisenstab lobt. Der legasthenische Laufbursche kann jedoch nicht verdrängen, da er Bilderdenker ist. Die einmal gespeicherten Bilder haben fortan ihre demotivierende Wirkung. Bittet er Jahre später seinen Chef um eine Lohnerhöhung, da das Geld für seine Frau und die vier Kinder nicht mehr ausreicht, bekommt er zur Antwort: „Bei Ihrer Qualifikation kann ich Ihnen beim besten Willen nicht mehr bezahlen. Sie wissen ja, dass wir alle sparen müssen. Wenn Ihnen das Geld nicht reicht, können Sie ja noch nachts arbeiten gehen. Das würde ich Ihnen sogar erlauben".

Das war dann wohl das letzte Mal, dass dieser Hochbegabte einem talentlosen Titelträger gegenüber seine Bitte geäußert hat. Das erklärt auch, warum so viele Hochbegabte es vorziehen, auszusteigen und – wenn nötig – lieber in der Obdachlosigkeit leben, statt dieses bitterböse Spiel mitzumachen. Ein Obdachloser sagte einmal zu mir: „Das Vertrauen zu Gott und der Glaube an Gott, lässt mich dieses Leben ertragen". Was für ein reicher Mensch das ist! Der Abteilungsleiter in meinem fiktiven Beispiel weiß nicht, dass wir jedem Menschen noch einmal begegnen und dann gefragt werden, ob unser Handeln richtig war. Der Obdachlose und der Laufbursche wissen es.

Ich frage mich, wie lange können wir es uns in volkswirtschaftlicher oder in rein menschlicher Hinsicht noch leisten, diese hochbegabten Menschen zu zerstören. Wie lange können wir als Menschheit überhaupt noch ohne diese Talente bestehen?

Gott sei Dank, gibt es weltweit immer mehr Menschen, die das Wissen um diese Zusammenhänge haben und es werden immer mehr. Ebenso gibt es auch schon sehr viele Menschen in hohen Positionen mit diesen Ansichten. Sie leben meist jedoch noch im Verdeckten. Das ist gut so, denn würden sie ihre Einstellung zu früh preisgeben, würden auch sie zerstört werden und könnten nichts mehr bewegen. Die Begegnungen mit diesen Menschen sind eine reine Wohltat, egal in welcher Position sie sich gerade befinden. Sie geben mir für meine Arbeit Kraft und Mut.

Die größte Freude für mich ist allerdings, wenn ich einem Menschen begegne, der in der Tiefe seines Herzens erkannt hat, dass sein Tun nicht in Ordnung war und daraufhin beginnt, sein Leben umzustellen. Vor einiger Zeit fragte mich einmal ein Manager in einem Beratungsgespräch, was er tun solle. Er habe ein großes Unternehmen aus dem Nichts aufgebaut, und jetzt, da er mit fünfzig Jahren alles erreicht habe, wisse er eigentlich nicht mehr, wofür er noch lebe. Ich schlug ihm dann vor, er könne sein Unternehmen ja so umbauen, dass alle seine Mitarbeiter morgens gerne zur Arbeit kommen. Er strahlte mich an und sagte: „Das ist es, was mir fehlt!“. – Und damit sind wir beim nächsten Kapitel.

11.

Wie Bilderdenker ihre angeborenen Talente oft missbrauchen.

Gebrauchen ist gut, missbrauchen dagegen schlecht. Das gilt für alle Dinge im Leben, und somit natürlich auch für das Talent des Bilderdenkens. Vor Jahren las ich einen Artikel über einen der mächtigsten deutschen Wirtschaftsbosse, dessen Überschrift lautete: „Exzentriker P. beherrscht das Ränkespiel“. In dem Artikel gibt dieser unumwunden zu, Legastheniker zu sein, und nie Aufzeichnungen zu seinen Anordnungen zu machen. Das hat ihn auch so manche Affäre überstehen lassen.

Zunächst möchte ich jedoch eine Begebenheit aus meinem eigenen Leben schildern, wo ich einen sträflichen Missbrauch meines angeborenen Talents begangen hatte, ohne es in seiner ganzen Tragweite erfasst zu haben. Erst 20 Jahre später wurde mir bewusst, welchen Missbrauch und Übergriff ich mir geleistet hatte.

Als bilderdenkender Kfz-Mechaniker konnte ich mich schon immer in die technischen Zusammenhänge von Maschinen, Geräten und Autos geistig hineinbegeben. Ich erfasste die Abläufe, die in einem Aggregat vor sich gingen wie in einer bildlichen Abfolge. Lief ein Aggregat nicht einwandfrei, so ging ich mit meiner Wahrnehmung durch das gesamte Gerät. Meinen Gehör- und Geruchssinn nutzte ich dabei ebenso und vernetzte diese mit der bildhaften Abfolge des Geschehens. Bei laufender Maschine schaute ich mir jedes einzelne Bauteil an und erkannte sehr schnell, welches defekt war.

Dieses Talent hatte natürlich zur Folge, dass mir immer wieder sogenannte „hoffnungslose Reparaturfälle" präsentiert wurden. Klärt ein junger Lehrling jedoch einen solchen Fall, so kommt es leicht zu Eifersucht bei Kollegen und führt zu Ausgrenzungen. Die meisten Bilderdenker kennen das sehr gut. Wir haben die Anerkennung für unsere Leistungen meist in negativer Form erhalten, und das hat sich zu unserem Lebensmuster entwickelt.

Nach der Meisterprüfung war ich in einem süddeutschen Automobilwerk beschäftigt. An Wochenenden arbeitete ich in der Nachreparatur. Dort wurden Fahrzeuge, die wissentlich mit einem falschen Bauteil ausgerüstet waren, umgerüstet. Solche provisorischen Einbauten mit nachträglicher Reparatur sind zweckmäßig, wenn ein Lieferant ein bestimmtes Teil nicht rechtzeitig am Band anliefert, denn nur so kann das Fahrzeug am Ende vom Band fahren und bringt nicht alles zum Stillstand. Im hier beschriebenen Fall wurden Fahrzeuge, die für den amerikanischen Markt bestimmt waren, provisorisch mit Einspritzgeräten für europäische Fahrzeuge ausgerüstet. In der Nachreparatur standen also 400 Fahrzeuge für den Austausch des Teils. Für den Umbau war eine Zeitspanne von 45 Minuten pro Fahrzeug vorgegeben, denn das Bauteil war mit einer Schraube von unten befestigt und es mussten zuvor einige andere Teile entfernt werden, um die Schraube zugänglich zu machen. Bei dem ersten Fahrzeug tat ich dies auch und erkannte den genauen Platz der Schraube. Völlig unbewusst begann ich nach einer Möglichkeit zu suchen, diese Schraube zu erreichen, ohne all die anderen Teile ausbauen zu müssen. Binnen kürzester Zeit fand ich eine Entwässerungsöffnung in der Bodenwanne und steckte mir ein Werkzeug zusammen, mit dem ich die Schraube von unten erreichen konnte. Beim nächsten Fahrzeug benutzte ich dieses Werkzeug und fand die Schraube ohne Sichtkontakt. Auf diese Weise gelang mir der Umbau in nur 15 Minuten. Die Stelle war nicht einsehbar. Als Bilderdenker hatte ich jedoch den genauen Platz der Schraube gespeichert und konnte so blind zu ihr gelangen. Für mich war diese Art der Wahrnehmung und des Sehens völlig normal und ich begriff nicht, warum viele meiner Kollegen selbst mit der Vorgabe von 45 Minuten noch Schwierigkeiten hatten.

Da ich als Kind und junger Mann immer wieder Ausgrenzung und Erniedrigung erfahren hatte, nutzte ich diese Gelegenheit, mich einmal hervorzuheben. Ich genoss meinen Erfolg. Der Vorarbeiter wurde schnell auf mich aufmerksam, und beobachtete mich. Am nächsten Samstag waren dann zwei REFA-Techniker anwesend, die meine Zeit stoppten. Ich sonnte mich in dem Gefühl ein toller Mechaniker zu sein. Jedoch, die Rechnung kam prompt: Eine Woche später war die Richtzeit für die Arbeit von 45 auf 15 Minuten reduziert worden, was all meinen Kollegen große Not bescherte. Die Stimmung war auf dem Tiefstpunkt; fast wäre ich verprügelt worden und ich begriff die Welt nicht mehr.

Erst als ich zwanzig Jahre später begann, meine Art der Wahrnehmung näher zu untersuchen, fiel es mir wie Schuppen von den Augen und ich erkannte, wie unfair ich meinen damaligen Kollegen gegenüber war. Sie waren keine Bilderdenker und somit nicht in der Lage, die Schraube ohne Sichtkontakt zu finden. Ich hatte sie erniedrigt, genauso wie ich in der Schulzeit immer erniedrigt worden war. Doch beide Male war *ich* es, der ausgegrenzt wurde: In der Schule weil *ich* der „Unfähige" war, dann als Mechaniker weil *ich* der einzige war, der es konnte. Unbewusst hatte ich meine eigene negative Konditionierung auf meine Mitmenschen übertragen. Diese Situation war auch ein Teil meiner Lebensbeichte, die ich zuvor bereits erwähnte.

Hier wird auch deutlich, wie wichtig die Vergebung in unserem Leben tatsächlich ist. Meine damaligen Arbeitskollegen konnte ich nicht mehr um Vergebung bitten und so bat ich den Priester und natürlich Gott um Vergebung. Sie wurde mir – so ist das mit Gott – unmittelbar zuteil. Nur mir selbst zu vergeben, das ist das Schwerste. Erst danach konnte ich beginnen, offen über diese Dinge zu sprechen. Ich musste den Fehler erst begehen, um klar zu erfassen, wie das Leben funktioniert. Das Wichtigste ist jedoch, aus dem Fehler zu lernen, um ihn nicht zu wiederholen. Vielleicht kennen Sie ähnliche Situationen aus ihrem Leben. Lassen Sie sich berühren und seien Sie sicher: Die Vergebung folgt sofort, wenn wir mit reinstem Herzen und Gewissen darum gebeten haben. Ein Priester ist dafür nicht unbedingt erforderlich, er kann aber eine gute Hilfe sein.

12.

Hochbegabung: Eine etwas andere Betrachtungsweise.

Hochbegabte gibt es viele. Diejenigen, die es sind, wissen meist nichts davon, die dagegen, die meinen, es zu sein, sind es oft nicht. Hochbegabung hat nichts mit den Fähigkeiten, auswendig zu lernen, oder das Wissen anderer zu übernehmen zu tun. Es ist vielmehr eine Form der Wahrnehmungsfähigkeit, die neues Wissen, Kreationen und Inspirationen in die Welt bringt.

Wirklich neues Wissen kommt von außerhalb unseres bisherigen Bewusstseinsbereichs. Den meisten rein wissenschaftlich denkenden Menschen und Pseudo-Hochbegabten ist es nicht gegeben. Diese sind Realisten, die nur das glauben, was als wissenschaftlich bewiesen gilt. Beide Wesensarten sind gleich wertvoll – sie befruchten sich gegenseitig.

Die Wortkomponenten von "hoch-be-gabt" beschreiben sehr schön, worum es geht: Jemandem, der hochbegabt ist, wurde in hohem Maße etwas beigegeben. Er oder sie wurde zusätzlich zum normalen Sein reich beschenkt. Geschenke darf man nicht zurückgeben, sonst wird einem nichts mehr gegeben, aber wir dürfen unsere Geschenke weitergeben.

Der visionär hochbegabte Mensch kann seine Ideen meist nicht beweisen oder erklären. Das ist die Aufgabe des wissenschaftlich denkenden Realisten. So können sich beide zusammen gewinnbringend für die Menschheit ergänzen. Oft versucht der Visionär seine Arbeit und Gedanken zu beweisen, was ihm meist nicht gelingt. Er verstrickt sich in einem Netz der Rechtfertigungen und Erklärungen und oft muss er resignieren. Wenn der Visionär den Aufgabenbereich des Realisten betritt, dann sind Konflikte vorprogrammiert.

Der Realist hingegen denkt, der Visionär kenne sich nicht aus, er könne die Stichhaltigkeit seiner Idee ja nicht einmal beweisen. Fällt dem Realisten zu einer ihm zugetragenen Vision ohne Weiteres die wissenschaftliche Erklärung ein, so denkt er: „Die Idee hätte von mir sein können", und betritt damit den Aufgabenbereich des Visionärs, was dieser sich wiederum nicht gefallen lässt. Fällt dem Realisten jedoch nicht gleich eine wissenschaftliche Erklärung ein, verwirft er den Gedanken des Visionärs als Unsinn und nimmt seinen Auftrag des Erklärens und Beweisens nicht an. Er verweigert die Arbeit. Hat er einmal erfolgreich verweigert, wird er das Muster der Verweigerung Neuem gegenüber solange immer wieder anwenden, bis er einmal mit der Verweigerungshaltung keinen Erfolg mehr hat und strandet. Jetzt beginnt in ihm ein Prozess des Erkennens und Umdenkens.

In der Regel aber sieht der Realist ausschließlich sein Denken und Tun als richtig an und verteidigt seine Sichtweisen und Positionen mit allen Mitteln.

Der Hochbegabte weiß, dass seine Visionen und Ideen für die Menschheit überlebenswichtig sind. Da er es nicht beweisen kann, wird er als dumm, uneinsichtig, als ewig Gestriger oder auch Spinner abgeurteilt, womit für ihn die Hölle auf Erden beginnt. Viele ziehen sich dann aus der Gesellschaft zurück. Rebellion, Alkohol, Drogen und oft auch Obdachlosigkeit sind die Folgen.

Die Konflikte sind erforderlich, denn ohne sie kann ich nicht erkennen, was mein Aufgabenbereich ist. Es macht jedoch keinen Sinn, als Visionär in die Resignation zu gehen und als Realist in der Verweigerungshaltung zu bleiben. Denn dadurch enthalten wir der Menschheit Wissen und Ideen vor, welche sie dringend benötigt, um mit den anstehenden Veränderungen auf der Erde umgehen zu können. Wissenschaftler und Visionäre dürfen und sollen also zusammenfinden und sich ergänzen.

Die Kernspaltung ist zufällig entdeckt worden. Wissenschaftler entwickelten Waffen daraus, die nur der Zerstörung dienen. Auch entwickelten sie die Kernenergie zur friedlichen Nutzung weiter, ohne jedoch eine Lösung für das Abfallproblem zu haben. Sie hofften und hoffen auf eine zukünftige Lösung des Problems. Hier wird deutlich, wie dringend wir Visionen brauchen. Sie sind jedoch Geschenke, niemand kann sie aus eigener Kraft erzeugen oder erzwingen.

Bin ich eifersüchtig oder neidisch auf die gute Idee eines anderen, so schneide ich mich damit selbst von meinen eigenen Visionen ab. Wenn ich einem anderen Menschen seine Kreationen nicht gönne, werden sie mir auch nicht gegeben. Will ich aber dennoch mit Neuem glänzen, so bin ich gezwungen, die Ideen anderer als meine eigenen auszugeben. Mit meinen Gedanken über andere beeinflusse ich mein eigenes Leben und die Welt.

Viel zu oft werden Doktortitel auf unerlaubte Weise durch Plagiate erlangt. Man nutzt fremdes geistiges Eigentum und gibt es als eigene Schöpfungen aus. Die Unwahrheit hat auf Dauer jedoch keinen Bestand. So wie es den Mörder, wie von unsichtbarer Hand an den Ort des Verbrechens zurückzieht, will der falsche Titelträger in seinem tiefsten Inneren entdeckt und daran gehindert werden, so etwas noch einmal zu tun. Sein sichtbares Handeln ist jedoch auf Vertuschen und Verschleiern ausgerichtet.

Doch die Gesellschaft befindet sich im Umbruch. Es mehren sich auch die Korruptions- und Lügenmeldungen in Politik und Wirtschaft. Die Unwahrheit schreit es förmlich in den Medien heraus: „Deckt mich auf, ich will nicht mehr existieren!“. Der Schaden, der uns Menschengemeinschaft durch korrupte Manager und Politiker entsteht, ist erheblich.

Viel größerer Schaden entsteht jedoch dadurch, dass wir „einfachen“ Menschen beim Lesen einer solchen Meldung beginnen, auf die Korrupten zu schimpfen, ohne bei uns selbst zu schauen, wie nah die Unwahrheit im Kleinen auch bei uns vorhanden ist. Der Ghostwriter, der die Doktorarbeit für einen Auftraggeber schreibt, macht sich genauso an der Menschheit schuldig, wie der, der sie als die seine ausgibt. Beide können so weder glücklich sein, noch ein erfülltes Leben führen.

Eine kleine Unwahrhaftigkeit ist genauso unwahr wie eine große, und hat gleichstarke negative Auswirkungen für die Menschheit und die Erde. Bei den Großen sind lediglich die Folgen besser sichtbar und die Medien berichten schneller darüber. Eines haben sie jedoch auch gemeinsam: Sie fliegen alle auf.

Dadurch, dass wir im Kleinen nicht bereit sind, unsere „kleineren" Unwahrheiten und Lügen uns und unseren Mitmenschen mit reinstem Herzen und Gewissen zu gestehen, rücken kontinuierlich korrupte Manager und Politiker nach. Solange, bis wir „kleinen" Menschen dazu bereit sind, bei uns anzufangen und dies auch unseren Kindern vorleben.

Je mehr Menschen das tun, desto mehr Nachwuchs an nicht korrumpierbaren Managern und Politikern wird damit erschaffen. Dabei sind zwei Dinge wichtig: Wir müssen mit unseren Mitmenschen geduldig sein und vor allem konsequent denken und handeln. Viele kleine Schritte bringen uns weiter.

Entlarvt

Eine Schmetterlingsraupe muss sich entlarven.
Erst dann kann man die Schönheit und Farbenpracht dieses kleinen Wunders erkennen.

13.

Die Sensibilität als Stärke erkennen.

In meiner Kindheit habe ich oft zu hören bekommen: „Du bist ja ein Sensibelchen!“, oder „Du bist wie eine Mimose, sei doch mal ein richtiger Junge!“ usw. Die Sensibilität in unserer Gesellschaft wird zwar immer wieder in großen medienwirksamen Aktionen eingefordert, wenn sie aber bei Kindern und Erwachsenen auftaucht, wird sie als störend empfunden und behindert.

Meine Sensibilität war als Kind schon stark ausgeprägt. Im Geschichtsunterricht merkte ich, dass der Lehrer über die deutsche Vergangenheit aus einem Buch etwas unterrichtete, selbst aber eine andere Gesinnung hatte. Ob er ein Nazi war? Es war für mich daher oft unerträglich, dem Geschichtsunterricht zu folgen.

Mein Sohn verträgt es nicht, wenn er eine amerikanische Serie im deutschen Fernsehen sieht. Als es eines Tages geschah, glich seine Reaktion einer plötzlichen Explosion. Er sagte ganz aufgeregt nur noch: „Papa, mach das sofort aus!“. Als er wieder zur Ruhe gekommen war, fragte ich ihn, was denn geschehen sei, und er antwortete mir: „Papa, so etwas dürfen wir nie wieder sehen! Das war alles gelogen!“. Als ich ihn fragte, was denn gelogen sei, meinte er: „Der Mund zeigte etwas anderes, als die Stimme sagte“.

Er lebt in Holland, dort sind solche Filme nicht synchronisiert, sondern mit Untertiteln versehen. Ganz beiläufig lernen die Kinder in Holland auch noch Englisch – ohne Schule.

Die Stärke der Sensibilität liegt darin, dass wir Dinge wahrnehmen, die gar nicht erst ausgesprochen werden müssen – wir erkennen den Gedanken des anderen sofort. Dies ist eine unendlich große Stärke – das Leben damit ist allerdings oft sehr schwer. Als Bilderdenker haben wir zum einen großen Zugang zu starker Sensibilität und zum anderen das bildhafte Gedächtnis, welches alles speichert. Unsere westliche „zivilisierte“ Welt ist aber randvoll von Unwahrhaftigkeit und Lüge, die wir alle spüren und aushalten müssen. Jedes Mal, wenn wir belogen werden, spüren wir dies sofort, und kommen dadurch immer wieder an unsere Grenzen. All das, was uns begegnet ist, wurde auch gespeichert und bleibt bestehen.

Dadurch können in unserem Leben Phasen entstehen, wo wir die Welt überwiegend negativ sehen, und uns damit zusätzlich belasten. Viele der hochsensiblen Menschen beginnen sich dann, der Normierung anzupassen, was oft auch eine Zeit lang gelingt. Bei den meisten kommt aber irgendwann auch die Phase, wo die Wahrhaftigkeit wieder zurückkehrt und die Lüge in uns aufgedeckt werden will. Die Berufung in mir will leben, und drängt die Normierung, die uns oft krank gemacht hat, zurück. Darin liegt die eigentliche Stärke der Sensibilität. Viele der Menschen, die sich als stark und mächtig bezeichnen, sind in Wirklichkeit die größten Schwächlinge. Sie würden es niemals wagen, in der Öffentlichkeit zu weinen. Jedes kleine Kind kann das, und diese „mächtigen“ Menschen nicht. Welch ein Armutszeugnis!

Wir haben uns an das System – an die gesellschaftliche Norm – angepasst, und unsere Sensibilität lässt das irgendwann nicht mehr zu. Jetzt beginnt der Prozess, aus den gemachten Fehlern des Anpassens zu lernen, und keiner kann sagen: „Ich bin besser als der andere. Ich habe weniger Unwahrhaftigkeit gelebt als andere“.

Nur eines können und sollen wir sagen, das ist, dass wir mit dem Abbau der Unwahrhaftigkeit in uns begonnen haben. Das wiederum macht anderen Mut, auch bei sich zu beginnen, und je mehr wir bei uns suchen, desto weniger Fehler finden wir bei den anderen. Will ich die Welt verbessern, so kann ich dies nur in *mir* tun. Wir haben begonnen und das ist schön.

Tun

Alles was ich gegen einen tue,
tue ich auch gegen mich.
Alles was ich für einen tue,
tue ich auch für mich.

14.

Seelische Familienerbschaften und deren Auflösungen.

Wir alle sind in eine Familie hineingeboren, in der es eine Vergangenheit gibt, und eine bestimmte Lebenssituation besteht. Die Lebenssituation ist unmittelbar mit der Vergangenheit dieser Familie verbunden, was bedeutet, dass das Lebensmuster sich wiederholt. Der Apfel fällt nicht weit vom Stamm. Richard von Weizsäcker hat einen Satz geschrieben, den ich an der Gedenkstätte Plötzensee in Berlin vor einigen Jahren gelesen habe. Er schrieb: „Wenn wir unsere Vergangenheit nicht mit reinstem Wissen und Gewissen ansehen und zulassen, dann vererbt sie sich von Generation zu Generation, bis jemand bereit ist, dieses zu tun“. Im Gefängnis Plötzensee wurden dreitausend Widerstandskämpfer im Zweiten Weltkrieg hingerichtet.

Was hat das aber mit Bilderdenken zu tun? – Wenn wir unsere inneren Talente finden, und nutzbringend für die Menschheit anwenden wollen, so müssen wir zuerst das vererbte Lebensmuster erkennen und zulassen. Dann erst öffnen sich die Türen zu unseren Talenten.

Auf meinem Lebensweg durfte ich dies selbst erfahren. Mein Opa väterlicherseits ist im Ersten Weltkrieg in Frankreich gefallen, und mein Vater war Offizier unter Hitler. Diese Nazigesinnung war so tief in ihm eingebrannt, dass er es nicht schaffte, sich davon wieder zu befreien. Mit 78 Jahren war er lange Zeit krank, wurde oft operiert und ihm wurde ein Bein abgenommen. Unser Verhältnis war immer von Konfrontation und gleichzeitig von einer tiefen Liebe geprägt.

Als er nach der Amputation aus dem Krankenhaus entlassen war, schob ich ihn eines Tages mit dem Rollstuhl über die Straße, und er bat mich, stehen zu bleiben. Das tat ich und dann sagte er zu mir: „Peter, ich muss dir etwas sagen! Ich habe behinderte Menschen immer verachtet und ich weiß, dass ich ihnen damit großes Unrecht getan habe. Ich weiß nicht, warum das so ist. Als mein Bruder im Krieg sein Bein verloren hatte, konnte ich nachher nicht mehr mit ihm in einem Bett schlafen".

Mein Vater war nicht mehr in der Lage, diese schwersten Traumatisierungen des Krieges und den Verlust des eigenen Vaters im Ersten Weltkrieg, zu verarbeiten. Zudem ist mein Vater ohne Vater aufgewachsen. Seine Versuche, mit meiner Mutter zusammen, das Grab seines Vaters in Frankreich zu finden, schlugen fehl. Eines Morgens, ich war ungefähr fünfundzwanzig Jahre alt, hatte ich mich nach übermäßigem Alkoholgenuss im Bett meiner Mutter wiedergefunden. Als ich wach wurde, meine Mutter war verreist, fragte ich meinen Vater, wie ich denn in dieses Bett gekommen bin. Seine Antwort war kurz und für mich in diesem Moment noch nicht verständlich. Er sagte: „Finde das selbst heraus!". Damit war der Auftrag der Aufklärung auf mich übertragen.

Mein Leben war und ist von einem permanenten Suchen geprägt, ohne dass ich wusste, was ich überhaupt suchte. Oft war ich der Verzweiflung nahe und wollte manchmal nicht mehr leben. Das Fragezeichen in mir war aber so stark ausgeprägt, dass es mich vom Freitod abgehalten hat. Tief in meinem Innersten wusste ich, dass ich die Antworten eines Tages finden würde. Immer wieder habe ich auch Gespräche mit Psychologen gesucht. Mit achtundzwanzig Jahren habe ich von einem zu hören bekommen, dass ich keine Therapie bräuchte, sondern lediglich die passende Frau finden müsse.

Ich begriff die Welt nicht mehr. Alle Partnerschaften die ich hatte, waren von einer Disharmonie geprägt, und ich war nicht fähig, sie zu leben. Das Fragezeichen wurde noch größer. Mit sechsunddreißig Jahren bin ich dann für drei Monate in eine psychosomatische Klinik gegangen und wurde von der Ärztin gefragt, ob ich Selbstmordabsichten hätte. Ich gab ihr zur Antwort, dass ich so wie bisher nicht mehr leben wolle und deshalb in diese Klinik gegangen sei. Sie hatte verstanden, dass ich nicht den Freitod suchte, sondern bereit war, etwas in mir zu verändern. Ein Satz schwebte permanent in meinem Unterbewusstsein. „Eines Tages werde ich es gewahr werden".

Der Aufenthalt in der Klinik hat mir gut getan, aber das Fragezeichen in mir verblasste nicht, sondern wurde nur noch kräftiger. Ich lebte dann als Aussteiger in Ostfriesland und hatte einige sehr schöne Jahre. Anschließend habe ich mich wieder selbständig gemacht, ein zweites Mal geheiratet und ein neues Haus gebaut. Doch dann wurde ich krank, und meine Knochen begannen sich aufzulösen – ich hatte Knochenschwund. Als mir der Arzt dies sagte, empfand ich ein tiefes Gefühl der Erleichterung. Ich war aus dem Rennen genommen und konnte meinen Betrieb nicht mehr weiterführen.

Meine Ehe war auch wieder am Ende, und so fuhr ich mit meinem Wohnmobil durch die Gegend, konnte mich jedoch nirgendwo mehr aufhalten, bis ich eines Sonntagmorgens vor einem Benediktinerkloster stand und dort fragte: „Kann ich ein paar Tage bei ihnen bleiben?“. Ein Mönch sagte dann zu mir, dass ich am Montagmorgen anrufen solle, um in der Rezeption zu fragen, ob ein Zimmer frei ist. In meiner Not sagte ich dann zu ihm: „Ich weiß nicht mehr, wohin ich gehen kann, ich habe mich verlaufen. Kann ich mit meinem Wohnmobil auf dem großen Parkplatz da unten stehen bleiben?“, und er gab mir zur Antwort: „Bleiben sie dort stehen, wo sie gerade sind!“.

Das war im September 2003. Am Abend legte sich ein leichter Nebel über das Klostergebäude und ich fühlte, dass ich darin eine Antwort finden würde. Am nächsten Morgen erhielt ich ein Zimmer für drei Tage, und ein Mönch begleitete mich in Gesprächen. Die Gebetszeiten genoss ich besonders; ich empfand einen tiefen inneren Frieden in meiner Seele. Ich wusste genau, jetzt würde ich Antworten auf meine Fragen finden.

Ich war auf meiner Suche nach dem Unbekannten einen großen Schritt vorangekommen. Während einer Abendvesper mit den Mönchen spürte ich, dass meine Knochen sich wieder aufbauen werden – ein halbes Jahr später wurde mir das durch eine erneute ärztliche Untersuchung bestätigt. Diese drei Tage im Kloster erfüllten mich mit einem mir völlig neuen Gefühl des Friedens und der Liebe in meiner Seele. Ich hatte das erste Mal in meinem Leben die Liebe fühlen dürfen.

Bedingungslos

Die Liebe ist bedingungslos
und an nichts gebunden.

Drei Monate später war ich wieder für eine Woche in dem Kloster, lernte dort eine Nonne aus Berlin kennen, und verliebte mich in sie. Wir schrieben uns viele Briefe und eines Tages beschloss ich, sie über Ostern in ihrem Kloster zu besuchen.

Am Gründonnerstag reiste ich an, und als ich das Kloster betrat, merkte ich, dass ich an diesen Ort gehen *musste.* Das Kloster ist an die Gedenkstätte Plötzensee angeschlossen, und am Karfreitag führte mich mein Weg an die Hinrichtungsstätte. Ich stand wie versteinert vor dem Galgen und spürte das große Unrecht, das an den 3000 Widerstandskämpfern geschehen war.

Abends im Gottesdienst sprach der Pater davon, dass an unseren Händen oft Blut klebt, ohne dass es uns bewusst ist, und ging daran, eine rituelle Handwäsche zu zelebrieren. Als die Schüssel mit Wasser bereitgestellt war, stand ich inmitten der vollen Kirche und ging, ohne dass ich an der Reihe war, wie in Trance, nach vorne und ließ mir meine Schuld von den Händen waschen.

Am nächsten Morgen las ich dann den oben zitierten Satz von Richard von Weizsäcker, und wusste, wie Recht er damit hatte. Ich durfte es erfahren. Erstmals in meinem Leben war ich bereit, unsere Vergangenheit anzunehmen und zuzulassen. Ich durfte sie verschmerzen. Das anschließende Osterfest war wie eine Erlösung, und ich fühlte, dass ich durch die Liebe dahin geführt worden war. Die Liebe zu dieser Nonne lebt – jedoch ohne den Anspruch mit ihr leben zu wollen.

Auf dem Weg, mich selbst zu entdecken, war ich einen gewaltigen Schritt weitergekommen. Nur sechs Wochen später war ich wieder an einem Punkt, wo ich von tiefer innerer Unruhe erfüllt war. Meine Hausärztin schlug mir vor, in eine psychiatrische Klinik zu gehen. Ich befolgte ihren Rat und bereits am nächsten Morgen fuhr ich in das Landeskrankenhaus Wehnen bei Oldenburg.

Ich konnte verhindern, dass man mich dort medikamentös ruhigstellt. Einen Tag und eine Nacht hindurch habe ich auf dem Bett gelegen und geweint. Immer wieder kamen Ärzte und Pfleger und sagten: „Lassen Sie sich doch helfen, nehmen Sie diese Tabletten!“. Im Unterbewusstsein wusste ich, dass ich keine pharmazeutische Ruhigstellung zulassen durfte.

Am nächsten Morgen ging es mir wieder besser, und ich ging über das Klinikgelände. An einer Gedenktafel für die Opfer der Euthanasie, die im Nationalsozialismus dort durchgeführt wurde, blieb ich stehen und kam in das Gefühl für die Opfer; ich erkannte welches große Unrecht ihnen widerfahren war. Sofort wusste ich, weshalb ich an diesen Ort, in diese Klinik gehen *musste*. Auch hier konnte ich jetzt die Geschehnisse der Vergangenheit zulassen und verschmerzen.

Am nächsten Tag, im Gespräch mit dem Arzt, merkte ich, dass sein Behandlungsplan eine Zwangsmedikation vorsah. Ich bekam große Angst und wusste, dass ich das niemals zulassen durfte, ich würde dadurch am verschmerzen der Situation gehindert werden. So führte ich das Gespräch in die Oberflächlichkeit, und antwortete nur noch mit großer Vorsicht. Als er sagte, dass wir das Gespräch morgen fortsetzen, und ich jetzt gehen könne, wusste ich, dass ich morgen nicht mehr an diesem Ort sein durfte.

Nachmittags zog ich meine Lederjacke an, steckte die Zahnbürste, eine Unterhose und ein paar Socken ein und ging zu meinem Auto. Ich zitterte am ganzen Leib vor Angst, dass ein Pfleger oder Arzt mich sehen könnte. An meinem Auto angelangt, fuhr ich sofort vom Klinikgelände. Erst als ich auf der Autobahn war, wurde ich ruhiger. Mein Weg führte mich direkt wieder zum Kloster, wo ich dann für fast ein Jahr habe leben können.

In dieser Rückzugphase erkannte ich, was ich zu tun habe, was meine Berufung ist. So begann ich eine Ausbildung zum Davis Legasthenieberater und entdeckte mich daraufhin immer mehr. Ein Jahr später begann ich mein erstes Buch zu schreiben und fand immer mehr in meine Berufung. Meine Arbeit erfüllte mich mehr und mehr mit Lebensfreude.

Die Familienerbschaft war aufgelöst, und der Zugang zu meinen angeborenen Talenten war freier, jedoch noch nicht ganz frei. Im Laufe der Arbeit an meinem ersten Buch kam ich immer mehr ins Stocken und endlich wurde mir klar, ich musste noch das Kloster-Internat besuchen, in dem ich als Achtjähriger mein drittes Schuljahr verbracht hatte. Die Erinnerungen daran hatte ich fast vollständig verdrängt.

Ich machte einen Aufenthaltstermin für eine Woche fest. Je näher der Termin kam, desto aufgeregter wurde ich. Dort angekommen erhielt ich mein Zimmer und wurde sogleich allein gelassen. In mir kochte es, ich musste mich auf das Bett legen, konnte nicht mehr stehen und begann sofort zu weinen. Stundenlang lag ich so und weinte den kindlichen Schmerz aus. Je mehr ich ausweinte und verschmerzte, desto mehr kamen erste Erinnerungen an meine Schulzeit dort zurück.

Am nächsten Morgen ging ich über das Klostergelände – es war Ferienzeit und das Gelände fast menschenleer. An einer Stelle, sie war mir nicht sonderlich bekannt, brach ich plötzlich zusammen und weinte bitterlich wie ein achtjähriges Kind. Erst die Tränen lichteten den Schleier und ich erkannte, wo genau ich mich befand. – Hier hielt der schwarze Mercedes meines Vaters, wenn ich nach den Ferien ins Kloster zurückgebracht wurde. Ich wollte damals nicht von meiner Familie weg; wollte wieder mit nachhause, brauchte die Mutter und den Vater. Im Türrahmen hielt ich mich fest, war jedoch nicht stark genug, mich dem Zerren meines Vaters zu widersetzen. Meine Geschwister schrien im Auto und ich warf mich – vor Angst schreiend – auf den Boden.

An dieser Stelle lag ich jetzt wieder auf dem Boden, vierzig Jahre später. Ich weinte all den Schmerz aus, den ich an dieser Stelle erlebt hatte. Ich durfte die kindlichen Erlebnisse verschmerzen. Niemand kam zu mir, und dennoch fühlte ich, dass einige Nonnen mich sahen. Sie waren bei mir, wenn auch nicht körperlich. Sie wussten, welchen kindlichen Schmerz ich verschmerzte und ließen mich gewähren. Gerade indem sie nichts weiter taten, als mich gedanklich zu begleiten, halfen sie mir.

Einige Zeit später, ich hatte kein Zeitgefühl, konnte ich wieder aufstehen, die Tränen ließen nach, und ich kam zu mir zurück. Durchströmt von einem großartigen Gefühl der Erleichterung ruhte ich mich auf einer Bank aus.

Am nächsten Tag ging ich wieder zu dieser Stelle. Ich empfand ein eigenartiges, angenehmes Gefühl. Ich musste wieder weinen, aber es waren Tränen der Erleichterung und der Befreiung. Die Schwere dieser kindlichen Erinnerung war aufgelöst, und die Freude darüber erfüllte mich. An diesem Abend konnte ich an meinem ersten Buch weiterschreiben, und am nächsten Morgen ging ich wieder joggen. Die kindliche Traumatisierung war aufgelöst, und der Zugang zu meinen Talenten öffnete sich ein großes Stück weiter.

An dieser Stelle möchte ich jedoch auch darauf hinweisen, dass es nicht ratsam ist, vom Kopf gesteuert auf Traumasuche zu gehen. Sobald wir vom Kopf gesteuert die Suche beginnen, suchen wir da, wo ein anderer schon gewesen ist, und darüber geschrieben oder gesprochen hat. Wir versuchen den anderen zu kopieren. Das gelingt niemals. Die Suche, die zum Erfolg führt, findet ausschließlich in uns selbst statt. Deshalb ist es wichtig, achtsam in sich selbst zu horchen, denn von da kommt der Hinweis, wo wir zu suchen haben.

Sobald wir uns auf diesen Weg einlassen und ihn annehmen, treffen wir automatisch auf Menschen, die uns begleiten. *Ich* traf diese in einem Kloster, sie können einem aber ebenso auf der Straße begegnen.

Suche

Suchen,
ohne zu wissen,
dass man sucht und was man sucht,
ist ein Weg zur Erleuchtung.

Es gibt jedoch auch eine große Gefahr auf diesem Weg: Viele Menschen wissen tief in ihrem Inneren, dass sie eine seelische Familienerbschaft aufzulösen haben, trauen sich aber nicht, sie anzunehmen. Sie signalisieren Freundschaft, zücken jedoch gleichsam bei jeder unbeobachteten Gelegenheit das Messer und greifen die Menschen an, die sich darauf eingelassen haben. Dies geschieht unbewusst, doch es geschieht.

Beginnen wir uns gegen diese Angriffe zu verteidigen, fühlt sich der andere als Sieger und wird in seiner Unbewusstheit bestärkt. Versuchen wir wegzulaufen, wird er alles daransetzen, uns daran zu hindern. Er will, dass wir ihm seine Familienerbschaft auflösen. Das aber ist unmöglich und wir tun es nicht. So wird er immer nervöser und sucht nach irgendeinem Fehler, den er als solchen für sich ausmacht. Der Rechtschreibfehler, in einem Text zum Beispiel, ist für ihn wichtiger als der Inhalt des Geschriebenen. Den Rechtschreibfehler kann er schwarz auf weiß beweisen, seine Unbewusstheit jedoch ist nicht beweisbar. Diese Menschen werden niemals eine Doktorarbeit oder eine Diplomarbeit abgeben, bevor sie nicht von anderen korrigiert wurde. Sie haben Angst davor, sie selbst zu sein. Ebenso würden sie auch nie ein Buch aus dem eigenen Leben schreiben.

Fehler

Wer die Fehler in einem Text bewertet,
kann den Inhalt des Textes noch nicht
in seinem Bewusstsein erfassen.
Dies zu erkennen, ist ein Schritt zur Erleuchtung.

Vor diesen Menschen brauchen wir Bilderdenker nicht wegzulaufen, stattdessen können wir ihnen ihre Unbewusstheit bewusst machen.

Wenn wir sie darauf hinweisen, ist es wichtig, dass wir einen kurzen und knappen Satz sagen, möglichst ohne Emotionen, und auf gar keinen Fall in eine Diskussion hineingehen. Sie werden darauf bestehen, dass sie Recht haben, und der Schnee schwarz ist. Im nächsten Kapitel beschreibe ich, wie wir unsere Wahrnehmung und Energie in solch einer Situation bewusst steuern können.

Eigene Traumatisierungen oder das Gefühl nicht in der eigenen Berufung zu leben, führen nicht selten zu Kinderwunsch. Ohne dass es dem zukünftigen Elternteil bewusst ist, soll das Kind die Traumatisierung auflösen. Aber auch den anderen Fall gibt es, Menschen, die sich bewusst gegen

Kinder entscheiden, weil sie genau das angesprochene Problem spüren oder davon wissen.

Eltern wollen das Beste für ihr Kind erreichen, und gehen dabei von ihren eigenen Vorstellungen und tiefsten Wünschen aus. Sie projizieren ihre eigenen Wünsche auf ihre Kinder. Der tiefste Wunsch eines Menschen ist, in seiner Berufung zu arbeiten und zu leben. Immer wieder erzählen mir „erfolgreiche" Menschen, dass sie eigentlich etwas ganz anderes haben machen wollen, als sie es tatsächlich tun. „Aber ich musste ja", ist ihre Ausrede. Sie haben ihre Familienerbschaften nicht angenommen und konnten somit auch nicht in ihre Berufung finden. Jetzt verlangen sie, dass ihre eigenen Kinder ihre Lebensaufgabe erfüllen, und verhindern dadurch, dass sich ihre Kinder frei in ihrer eigenen Persönlichkeit entfalten können.

Ich kann mich noch gut daran erinnern, was ich für Gedanken hatte, als mein Sohn vier Jahre alt war. Seine Mutter und ich waren damals seit ungefähr einem Jahr auseinander, und mein Sohn war bei mir. Ohne bewusst an etwas zu denken, kam auf einmal ein Gedanke in mir auf. Wenn ich es in meinem eigenen Leben nicht schaffe, bewusst zu werden, und nach meiner Berufung zu leben, dann muss es eben mein Sohn tun. Noch während dieser Gedanke in mir aufstieg, spürte ich, wie anmaßend und verantwortungslos solche Gedanken meinem Sohn gegenüber waren.

Gott sei Dank, konnte ich immer wieder reflektieren, was mir in meinem eigenen Leben begegnet ist, und womit ich konfrontiert wurde und werde. Das Leben als Bilderdenker ist auf der einen Seite sehr schön, da wir bewusst leben können, und auf der anderen Seite sehr schwer, da wir alle Geschehnisse und Aussagen der Mitmenschen bildhaft abgespeichert haben. Sie schwingen permanent mit. Jedes Mal, wenn wir belogen werden, fühlen wir dies und speichern es. Ebenso verhält es sich, wenn wir selbst gelogen haben.

Wenn wir die eigene Lüge nicht wieder in die Wahrhaftigkeit bringen, verlieren wir unsere Bewusstheit. Die Kinder müssen sie dann für uns wieder suchen, oder sie geben die Aufgabe an ihre eigenen Kinder weiter.

An dieser Stelle möchte ich einen Satz aus dem alten Testament der Bibel erwähnen. Im Buch Genesis steht unter 5/21 beschrieben:

Henoch war 65 Jahre alt, da zeugte er Metuschelach. Nach der Geburt Metuschelachs ging Henoch seinen Weg mit Gott noch dreihundert Jahre lang und zeugte Söhne und Töchter. Die gesamte Lebenszeit Henochs betrug dreihundertfünfundsechzig Jahre. Henoch war seinen Weg mit Gott gegangen, dann war er nicht mehr da; denn Gott hatte ihn aufgenommen.

Im Buch Genesis wird der Stammbaum der ersten Menschen beschrieben. Er beginnt mit Adam und geht bis Noah. All diese Personenbeschreibungen enden mit: Dann starb er, bis auf die Henochs. "Dann war er nicht mehr da; denn Gott hatte ihn aufgenommen", heißt es da. Henoch zeugte noch viele Kinder, jedoch ohne es zu müssen, denn er war frei. Er war bewusst.

Jedes Kind hat einen Vater und eine Mutter. Jeder Vater hat seine eigene Familienerbschaft, und jede Mutter die ihre. Wenn ich z. B. als Vater meine Familienerbschaft aufgelöst habe, ist mein Kind davon frei. Was ist aber, wenn die Mutter dazu noch nicht bereit ist, die Angst zu groß ist. In diesem Moment bin ich als Elternteil besonders gefordert. Ich weiß um die Dinge, kann und darf sie jedoch nicht beeinflussen. Mein Schicksal ist meines, das der Mutter das ihre, und jedes Kind hat ebenso sein Eigenes. In einer solchen Situation werden wir oft bis an die Grenze unserer Belastbarkeit geführt. Aber eben nur an die Grenze und nicht darüber hinaus. Dies gilt es auszuhalten. Jeder Versuch darin einzugreifen verletzt den anderen in seiner Persönlichkeit. Dieses Recht haben wir nicht. Wir können nur darauf warten und vertrauen, dass es eines Tages von sich aus geschieht, entweder beim Kind oder dem Elternteil.

„Welch ein Schicksalsschlag!“, oder „Dich hat das Schicksal aber hart getroffen!“, sind Aussagen, die wir immer wieder hören. Auch das Schicksal wird wie nahezu alles in der westlichen „zivilisierten“ Welt negativ betrachtet. Warum tun wir das aber? Ich bin selbst legasthenisch talentiert und ein ADS-Mensch. In meinen Vorträgen und Seminaren arbeite ich mit der Betrachtungsweise des Talents, und lade die Teilnehmer ein, sich selbst zu erfahren. Bei Selbsthilfegruppen stößt meine Arbeit oft auf erheblichen Widerstand und Ablehnung. In einer Zeitung fand ich einen Artikel eines Legasthenieverbands über meine Arbeit. Dabei wurde ich als „Märchenonkel“, „gefährlicher Geschäftemacher“ und „Abzocker“ dargestellt. Erniedrigung und Ausgrenzung, genau so, wie ich es in meiner Schulzeit immer wieder erfahren hatte. Der Unterschied: Als selbst Betroffener werde ich von einem Verband erniedrigt, der vorgibt die Interessen der Betroffenen zu vertreten.

Wie ist das zu verstehen? – Ich lebe mein Schicksal, und widersetze mich ihm nicht. Das stößt auf Ablehnung. Das Schicksal selbst hat nichts Schweres an sich, sondern ist ein ganz normaler Bestandteil des Lebens. Schwer wird es erst dann, wenn ich versuche mich meinem Schicksal zu entziehen oder zu widersetzen. Sobald ich damit beginne, wird mein Schicksal leidvoll und ich begebe mich in die Opferrolle. Fühle ich mich jedoch als Opfer, so gibt es auch Täter. Täter, die ich für mein eigenes Leben verantwortlich mache. Damit aber übertrage ich die Verantwortung für mein Leben auf andere. Nur ich selbst kann jedoch mein Leben leben.

Manchmal begegne ich Menschen im Rollstuhl, die mir durch die Ausstrahlung purer Lebensfreude verdeutlichen, dass eine vermeintliche Behinderung nur in den Augen des Betrachters existiert. Nur der Beobachter bestimmt, was er sieht oder sehen will. So auch ist es mit den anderen sogenannten Behinderungen. Wenn wir im Talent des Bilderdenkens eine Behinderung sehen (weil es sich darin ausdrücken kann, dass jemand nur auf unorthodoxe Weise lesen oder schreiben lernt), so machen wir die Bilderdenker zum Opfer und uns selbst zu Tätern. Sobald wir dies erkannt haben, können wir damit beginnen, es in uns zu verändern.

Nun höre ich auf, den Nebel über dem Fluss zu lichten, und wir können mit dem Bau der Brücke beginnen, womit wir beim nächsten Kapitel sind.

Zeit

Die Zeit ist die Maßeinheit,
um Veränderung zu messen.
Sobald wir diese Veränderung in uns zugelassen
und durchlebt haben,
brauchen wir keine Zeit mehr.
Dann leben wir jenseits von Raum und Zeit
im Hier und Jetzt.

15.

Die verschiedenen Wahrnehmungsebenen bewusst erkennen.

Auf dem Weg zu meiner Selbsterkenntnis war die Ausbildung in der Davis-Methode ein ganz wichtiger Abschnitt. Deshalb habe ich auch in meinen bisherigen Büchern immer wieder auf diese besondere Methode hingewiesen. Hier hingegen werde ich selbst ausführlich beschreiben, wie wir wahrnehmen und auch wie wir Zugang zur Schrift erlangen können. Die Anlehnung an Ron Davis möchte ich ausdrücklich betonen, so möchte ich auch an dieser Stelle meinen besonderen Dank und meine Hochachtung all denen zum Ausdruck bringen, von denen ich lernen durfte und die mir dabei geholfen haben. Insbesondere sind das Sonja Heinrich, Ioannis Tzivanakis, Gabriela Scholter und vor allem Ron Davis.

Was ist die Wahrnehmung überhaupt? – Ich spüre einen Schmerz und nehme ihn wahr. Ich höre ein Geräusch und nehme es wahr. Ich rieche eine Blume und nehme sie wahr. Ich fühle, dass ein Mensch mir wohl gesonnen ist und nehme es wahr. Dies sind Beispiele für *einzelne* Wahrnehmungen.

Ich sehe und rieche eine Blume – und nehme sie dadurch ganzheitlicher wahr. Ich höre Musik, sehe einen Straßenmusikanten – und fühle seine Liebe zur Musik. Die Sinne sind vernetzt, einer mit dem anderen. Ich höre, bei einem Rockkonzert die Musik, sehe die Musiker, fühle ihre Liebe zur Musik – und empfinde den Schmerz der Lautstärke.

Es gibt Menschen, die Musik *sehen* können und andere, bei denen die Wochentage eine Farbe haben. Dieses Phänomen der Synästhesie wird an mehreren Hochschulen erforscht. In unserer herkömmlichen Betrachtungsweise haben wir nur die altbekannten Sinnesvernetzungen. Neue Vernetzungen kennen wir noch nicht, deshalb machen sie uns Angst. Und so ist das auch mit dem Bilderdenken. Ein Bild in der Fantasie wird vernetzt mit dem Klang eines Wortes und als drittes mit den Buchstaben dieses Wortes als Bild. Jetzt ist die Dreiteiligkeit des Wortes geschaffen.

Als Säugling öffnen wir die Augen, sehen die Mutter, hören ihre Stimme, spüren ihre fürsorglichen Hände, fühlen die Liebe und schmecken ihre Milch. Sehen, hören, spüren, fühlen und schmecken sind in Einklang gebracht. Alles ist bereit für einen gelingenden Lebensweg. Das erste Jahr geht möglicherweise problemlos vorüber, doch dann kommen die ersten Konflikte. Es gibt in der deutschen Sprache bildlose Worte, mit denen der kleine Bilderdenker unweigerlich konfrontiert wird.

»Nicht« ist eines dieser Worte. Bei dem Satz: „Fritzchen renn' nicht auf die Straße!", versteht er nur die zuvor erfahrenen und erfassten Wörter: „Fritzchen renn' Straße". Es verwundert nicht, wenn er dann, ohne sich eines Fehlers bewusst zu sein, losrennt. Die Satzkomponente »nicht auf die« hatte er noch nicht erfasst. Dennoch wird er ausgeschimpft, wenn nicht gar körperlich zurechtgewiesen. Das Vertrauen zu sich selbst und zu seiner Wahrnehmungsfähigkeit, geht so mehr und mehr verloren.

Wir trauen uns nicht mehr, so zu sein, wie wir sind. Sobald wir zu einem Wort, sei es gesprochen oder geschrieben, kein Bild haben, geht unsere Wahrnehmung auf Reisen und sucht eines. In dem Moment bin ich nicht mehr in meiner Mitte, nicht mehr zentriert, nicht mehr konzentriert. In der Not wird dann ein Ort für die Wahrnehmung gesucht, wo ich sie unter Kontrolle habe und Anerkennung bekomme. Doch das beschreibe ich etwas später.

Wie kann ich aber einem Kind die Bedeutung des Wortes »nicht« vermitteln? – Hin und wieder höre ich beispielsweise von Heilpraktikern, dass die Seele negative Worte nicht aufnehmen könne. Das ist richtig und auch nicht richtig. Das Wort »nicht« ist bildlos und kann somit noch nicht erkannt werden. Wenn ich aber auf dieser Erde leben will, muss ich die Bedeutung dieses Wortes lernen. Wie soll ich denn sonst jemals ein Buch lesen und verstehen können. Das Wort »nicht« ist ein ganz normaler Bestandteil unserer Sprache und Schrift, und wir müssen lernen, damit umzugehen.

In meinen Vorträgen und Seminaren vermittle ich es den Teilnehmern folgendermaßen: Ich stehe mit meinem zweijährigen Sohn Fritzchen am Straßenrand und unterhalte mich mit meinem Nachbarn. Die Atmosphäre ist entspannt. Mein Sohn steht an meiner Seite, und plötzlich kommt ein Auto. Als fürsorglicher Vater muss ich ihn natürlich vor dem Auto schützen. So sage ich ihm: „Fritzchen renn' nicht auf die Straße! Da kommt ein Auto“. Wenn ich weiß, dass Bilderdenker anders wahrnehmen, dann weiß ich auch, dass Fritzchen sofort losrennen könnte. Darum halte ich ihn liebevoll an den Schultern zurück und sage: „Nicht Fritzchen, nicht!“. Das mache ich zwei oder drei Mal, damit sich die neue Erfahrung auch manifestieren kann. In der Regel schaut das Kind beim dritten Mal verunsichert zum Vater nach oben und jetzt berühre ich Fritzchens Schultern noch einmal, und sage: „Schön Fritzchen, gerade hast du das Wort »nicht« gelernt. Jetzt hat er die Bedeutung des Wortes »nicht« erfahren. Er verknüpft es fortan mit dem Gegenteil seines Bewegungsimpulses.

An einem meiner Seminare nahm eine Grundschullehrerin mit ihrem betroffenen Sohn teil; angeregt durch mein Beispiel bestätigte sie mich aus ihrer eigenen Erfahrung: „Gestern sind wir nach dem Seminar noch ein Eis in einem Einkaufscenter essen gegangen und saßen mit dem Eis in der Hand an einem Wasserspiel. Ein Vater mit zwei kleinen Kindern kam auch dahin und alle schauten in das Wasser. Der kleine Junge hatte Blätter in der Hand, die er irgendwo beim Vorbeilaufen abgepflückt hatte. Der Vater sah das und sagte: »Nicht in das Wasser schmeißen!«, doch der Junge schmiss sofort. Der Familienfrieden war empfindlich gestört. Die kleine Schwester rannte sofort los, um auch irgendwo Blätter zu bekommen. Als sie mit Blättern in der Hand zurückkam, schmiss sie diese sofort in das Wasser. Die Situation eskalierte“.

Anschließend sagte die Lehrerin zu mir: „Eigentlich wollte ich gar nicht zu ihrem Seminar kommen. Was sollte ich da schon lernen? Ich habe das ja schließlich studiert. Und jetzt bin ich so froh, dass mein Sohn und ich gekommen sind. Ich wusste gar nicht, dass man so viel falsch machen kann, obwohl ich das doch studiert habe. Links und rechts hat mein Sohn jetzt auch verinnerlicht. Danke!".

Um die Wahrnehmungsebenen besser fassen zu können, müssen wir uns mit den unterschiedlichen Aspekten der Realität und der Fantasie beschäftigen. – *Fantasie ist das, was bei Ihnen oder mir den Ursprung hat und von anderen auf den ersten Blick nicht verstanden wird und werden kann. Wenn ich Ihnen etwas sage, was Sie wissen und verstehen, so ist das keine Fantasie, sondern vorhandenes Wissen. Fantasie ist „noch" unbekannt und meist nicht sofort beweisbar.*

Doch gibt es Zusammenhänge zwischen Fantasie und Realität – *Sobald eine fantastische Idee bewiesen ist oder realisiert wurde, ist diese Fantasie Realität geworden. Die Realität, in der wir heute leben, hat ihren Ursprung in der Fantasie der Menschen früherer Zeiten.*

Eine fantastische Idee vor ca. 200 Jahren: *Ein Auswanderer an der Ostküste Amerikas stand von Heimweh geplagt am Meer und sagte: Eines Tages werden wir von hier aus mit unseren Verwandten in Europa sprechen können. Dies hörte ein frommer Prediger und bezichtigte ihn der Gotteslästerung. Der Auswanderer wurde hinterrücks erschlagen.* Heute telefonieren wir zum Mond.

Eine fantastische Idee heute: *Es wird einmal Fische geben, die die Container auf ihrem Rücken transportieren und wir brauchen zukünftig weder Diesel noch Schiffe.*

Die Reaktionen auf eine so fantastische Idee sind in der Regel negativ. „Traumtänzer!“, „Spinner!“ und ähnliches wird dann oft gesagt. Selbst wenn es nur gedacht wird, hat es auf sensible Menschen eine demotivierende Wirkung.

Genau in solchen negativen Rückmeldungen liegt oft auch der Verlust der eigenen Fantasie begründet. Wenn ein kleines Kind zu sprechen beginnt, werden oft die Inhalte des Gesprochenen von uns Erwachsen nicht verstanden. Häufig wird dann etwa geantwortet, wie: „Du weißt das ja noch nicht, deshalb redest du so etwas“. Das Kind fühlt sich unverstanden und in seiner Persönlichkeit nicht angenommen. Was für uns unvorstellbar erscheint, ist in der Fantasie des Kindes Realität. Das Kind kann jedoch noch nicht die zwei Wahrnehmungsebenen erkennen und unterscheiden. Ebenso kann ein Kind vor dem zehnten Lebensjahr in der Regel noch nicht verbal denken und seine Gedanken so in Worte fassen, dass wir Erwachsenen sie verstehen. Wir alle waren einmal Kinder und haben daher oft selbst unseren Zugang zur Ebene der Fantasie verloren. Das ist auch der Grund, warum sich einige Teilnehmer anfangs scheuen, die Fantasieübungen in meinen Seminaren mitzumachen. Mehr über Fantasieübungen beschreibe ich etwas später.

Es gibt zum einen die Ebene der Fantasie, und zum anderen die Ebene der Realität. Beide haben ihre Gültigkeit. Wenn Sie mögen, schließen Sie einmal kurz die Augen und begeben Sie sich mit ihrer Wahrnehmung an einen schönen Urlaubsort. Träumen Sie einfach mal davon. Dann schauen Sie aus dem Fenster und sehen Sie sich die reale Umgebung an – die reale Umgebung in diesem Augenblick. Der

Urlaubsort, an den Sie gerade dachten, ist jedoch genauso real. Sie waren ja schon einmal dort und haben ihn erlebt. Es gibt ihn tatsächlich in ihrer Wahrnehmung und in der Realität. Das Einzige, was anders ist, ist die Zeit. Somit ist sowohl die Ebene der Fantasie real, als auch die Ebene der jetzigen Realität. Die beiden Wahrnehmungsebenen werden somit ausschließlich durch die Zeit getrennt.

Die Wahrnehmung ist jedoch mit der Fantasie gekoppelt. So können Sie beim Lesen eines Buches z.B. mit Winnetou durch die Schluchten reiten, während Ihr physischer Körper in Ihrem Wohnzimmer auf dem Sofa sitzt. Spricht ein anderer Sie dann an, so hören Sie dies oftmals nicht. Sie waren im Buch versunken. Schematisch ist das in Bild 1 dargestellt.

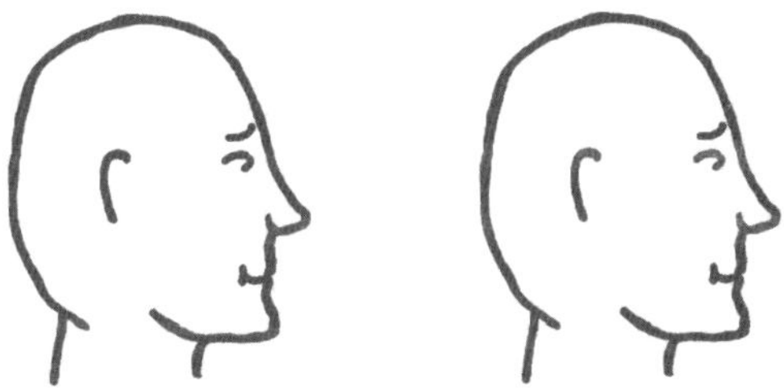

Realität (Körper, Ratio) — Fantasie (Wahrnehmung, Intuition)

Bild1: *Wahrnehmungsebenen getrennt. Abseits meiner Person selbst, kann ich mich in der Fantasie von meinem physischen Körper entfernen.*

Dass die Wahrnehmung mit der Fantasie auf Reisen geht, ist gut und sehr wichtig. Wir müssen jedoch lernen, sie mit der Realität in Einklang zu bringen, wenn wir mit Menschen reden, in der Schule lernen oder bei der Arbeit sind. Da jedoch viele von uns erfahren haben, wie unangenehm das Gefühl sein kann, wenn die Fantasie sich unkontrolliert auslebt, und wie erniedrigend die Reaktionen unserer Mitmenschen und im Gegenzug unsere eigenen gegenüber anderen dann manchmal sind, halten viele sie zwanghaft an einem Ort fest. In den seltensten Fällen sind diese zwanghaften „Orte“ jedoch gut für uns und unsere Mitmenschen. Dies gilt auch für nicht von Legasthenie oder ADS/ADHS betroffene Menschen.

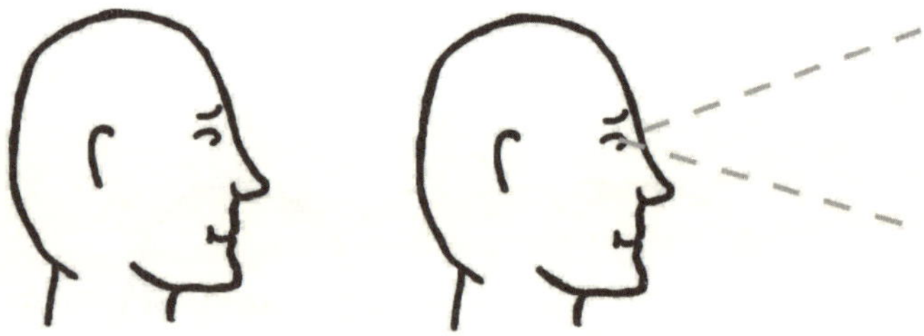

Bild 2: *Unsere Wahrnehmungs-Fantasie ist vor unserer Realität und vorwärts gerichtet. Ich verliere mich selbst (Körper) aus dem Blick.*

Hierbei sehen wir all unsere Mitmenschen, opfern uns regelrecht auf und geben alles, damit es unseren Mitmenschen gut geht. Jedoch, wir sehen uns dann nicht selbst und werden immer kraftloser (Bild 2). Häufig ist dies die Ursache für das Burn-Out-Syndrom. Diese Menschen arbeiten sehr oft in sozialen Berufen.

Sich selbst in den Blick zu nehmen, ist unbedingt nötig, doch wie leicht geht dabei der Blick und damit die Sorge für den Rest der Welt verloren. Wir sehen keinen unserer Mitmenschen, können sie vielleicht erahnen, aber nur das eigene Wohl steht im Zentrum der Aufmerksamkeit. Diese Form der Wahrnehmung finden wir zurzeit in erschreckendem Maße in den Konzernen und Unternehmen, wo Mitarbeiter nur noch Nummern sind und ebenso bei vielen Akteuren in der Politik (Bild 3).

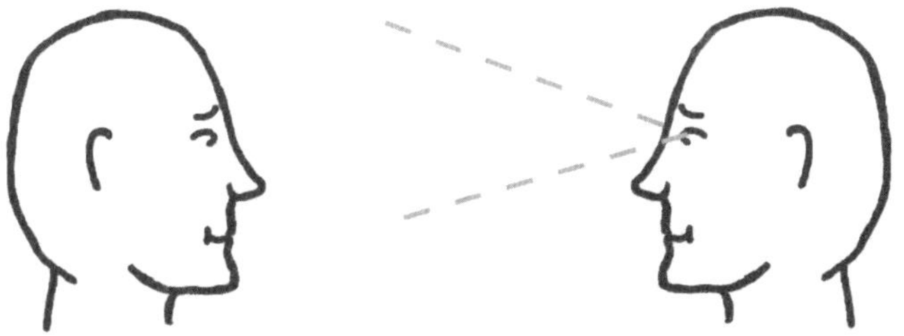

Bild 3: *Unsere Wahrnehmungs-Fantasie ist vor unserer Realität und auf mich selbst gerichtet – ich kontrolliere mich ständig.*

Ideal ist das Verhältnis von Realität und Wahrnehmung, wenn wir uns im Geiste hinter unseren physischen Körper begeben (Bild 4). Wir sind in der Welt aktiv, behalten uns selbst mit unseren Bedürfnissen aber immer mit im Blick. Von hier aus sehen wir uns und unsere Mitmenschen zeitgleich. Wir brennen nicht aus, da wir uns selbst stets berücksichtigen und wir beachten das Wohl der anderen Menschen, statt sie bloß auszunutzen oder zu übervorteilen.

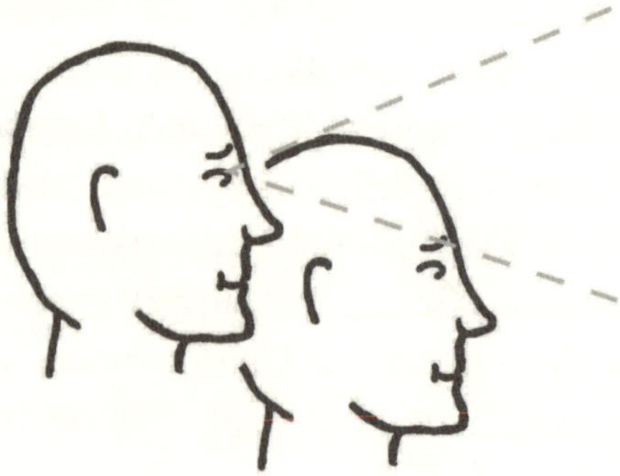

Bild 4: *Unsere Wahrnehmungs-Fantasie ist etwas hinter und über uns. Fantasie und Realität sind im Einklang.*

Wie gelange ich aber dahin? – Ich werde eine Übung nach Ron Davis vorstellen, mit der wir uns in diese Position hineinfühlen können. Um dieses Gefühl der Zentriertheit, der eigenen Mitte, spüren zu können, ist es auch sehr wichtig, sich in einem ruhigen Umfeld aufzuhalten und selbst tief entspannt zu sein. Wenn ich mir sage: „Ich will das jetzt spüren", dann gelingt es schon nicht mehr. Am besten ist es, dies in einer Art Meditation unter Anleitung zu erfahren. Es genügt nicht, es nur rational verstehen zu wollen. Das ist vergleichbar mit dem Radfahren lernen. Bekanntlich gelingt auch das nicht allein durch lesen, sondern es will praktisch ausgeübt werden.

In meinen Seminaren sitzen die Teilnehmer auf Stühlen. Sie wissen um die Ebene der Fantasie und der Realität. So bitte ich sie jetzt, mit ihrem physischen Körper auf dem Stuhl sitzen zu bleiben und in der Fantasie aufzustehen. Sobald sie in ihrer Fantasie vor sich stehen, bitte ich sie, in ihrer Fantasie, um ihren physischen Körper herum zu gehen, und sich dahinter zu stellen. Anschließend bitte ich sie, die Hände der Fantasie auf die Schultern des physischen Körpers zu legen.

Erfahrung

Sie tun gut daran, mir kein Wort von dem
was ich sage zu glauben.
Erfahren Sie es!
Der Glaube kann enttäuscht werden.
Die Erfahrung jedoch ist unumstößlich.

Sobald wir die Wahrnehmung dort einmal gespürt haben, kennt unser Körper dieses Gefühl. Wir haben es erfahren. Wir dürfen die Wahrnehmung dort jedoch nicht festhalten, sonst bekommen wir Kopfschmerzen oder fühlen uns unwohl. Es fehlt uns dann etwas Existenzielles: Unsere Fantasie muss auf die Reise gehen können. Wenn wir jedoch lernen oder ein Gespräch führen wollen, können wir uns unmittelbar vorher kurz entspannen und unsere Fantasie mit der Realität in Einklang bringen. Autogenes Training, oder ähnliche Praktiken, können dabei sehr hilfreich sein. Mit etwas Übung dauert das nur noch den Bruchteil einer Sekunde. Seien Sie mit sich und den anderen geduldig. Es braucht seine Zeit, bis es sich manifestiert hat. Anfangs ist das noch recht ungewohnt. Aber je häufiger wir erleben, dass Situationen, die früher schnell eskalierten, plötzlich harmonisch ausgehen, und wir dabei dieses angenehme, friedliche Gefühl empfinden, um so größer wird das Vertrauen in uns selbst und unsere Wahrnehmungsfähigkeit.

Um es meinen Teilnehmern zu erleichtern, ihre eigene Mitte, die Zentrierung, zu manifestieren, habe ich ein Zentrierbrett entwickelt. Dieses Brett ist vorne in einem Winkel von 15 Grad nach oben gestellt. Stellt man sich auf dieses geneigte Brett, so ist die Ferse tiefer als die Zehen. Das Zentrierbrett benutze ich morgens, während ich kurz meditiere, um mich für den Tag zu zentrieren. Wenn ich das Brett jeden Morgen neben dem Bett sehe, vergesse ich nicht, mich zu zentrieren.
Auf einer Gesundheitsmesse habe ich ein ähnliches Brett gesehen. Es war in drei Stufen, d.h. Schwierigkeitsgraden höhenverstellbar. Dort stand: „Level 1, Level 2, und Level 3 geschrieben. Völlig unnötigerweise wird durch diese Stufen ein Leistungsdruck erzeugt. Mein Brett hat daher mit Absicht „nur" eine Höhe, denn der Leistungsdruck soll gar nicht erst entstehen. Auch beschloss ich, Füße und Hände darauf zu malen, um die Erinnerung an die eigene Zentrierung zu erleichtern. Gerade bei Kindern und Menschen mit einer stark ausgeprägten Fantasie ist eine Erinnerungshilfe sehr wichtig. Auch ist es günstig für das Selbstvertrauen, wenn nicht eine andere Person an die Nutzung erinnert, sondern das Brett selbst.

Im Gespräch mit einer Reitlehrerin fanden wir eine interessante Parallele zwischen der Zentrierung mit dem Brett und dem Reitunterricht. Beim Reiten soll die Ferse im Steigbügel nach unten gedrückt werden. Sie muss den tiefsten Punkt des Reiters bilden, damit das Pferd den Reiter gut wahrnimmt und ihm folgt. Genau diese Absenkung der Ferse wird durch die Anwendung meines Zentrierbretts geübt. Eine Parallele ist es deshalb, weil die erfolgreiche Zentrierung bedeutet, dass der Mensch als Ganzes dem Geist zu folgen vermag, denn nehme ich mich richtig wahr, so kann ich auch lernen, meine Energie bewusst zu steuern.

Ron Davis beschreibt dies als den Energieregler in einem selbst. Im Geiste können wir uns diesen Energieregler anlegen und somit bewusst machen, d.h. wir können ihn erkennen und steuern. Diese Vorstellung ist für ADS- und ADHS-Kinder eine sehr große Hilfe und kann in vielen Fällen eine medikamentöse Ruhigstellung ersetzen.

Ein solcher imaginärer Regler kann nur funktionieren, wenn wir die Bereitschaft mitbringen, ihn wirklich selbst erfahren zu wollen. Menschen, die solche Techniken mit ihren Wirkungen nicht verstehen, neigen dazu, meine Arbeit als Scharlatanerie abzutun. Dadurch schaden sie nicht nur den Menschen mit denen sie zusammenkommen, sondern vor allem sich selbst. Sie berauben sich einer wunderbaren Erfahrung des eigenen Bewusstwerdens.

In meinen Seminaren erkläre ich zuerst, was zu tun ist und lade dann die Teilnehmer ein, es zu erfahren. Dadurch erst arbeitet der Kopf (Verstand) mit dem Herzen (innere Wahrnehmung) zusammen. So wird es erfahren und verstanden. Die Sinne werden vernetzt.

Ich ermutige die Teilnehmer, sich einen Drehknopf oder Schieberegler mit Einstellungsstufen von 1 bis 10 vorzustellen. Dieser Regler soll die momentane Lebhaftigkeit widerspiegeln, wobei die 1 einem ganz ruhigen Zustand, wie beim Schlaf, und die 10 heftigster Aufregung oder Panik entspricht. Es ist wichtig, dass der Regler ihrer eigenen

Fantasie entspringt und vor allem, dass die Teilnehmer völlig entspannt und zentriert sind, bevor wir beginnen. Anschließend lasse ich mir den vorgestellten Regler beschreiben, und frage, wo er sich in ihrem Gesichtsfeld befindet. Sollte er genau vor den Augen sein, bitte ich sie, ihn außerhalb des normalen Sichtfeldes der Augen zu platzieren. Links oben, rechts oben, links unten, rechts unten, sind gute Plätze, denn er soll unser normales Sehen nicht beinträchtigen. Jetzt bitte ich jeden einzelnen einmal zu schauen, auf welchen Wert der Regler eingestellt ist, auf welche Zahl der Skala von 1-10 er zeigt. Das ist in der Regel sehr unterschiedlich bei den Teilnehmern. Mein eigener Energieregler ist während meiner Arbeit immer auf Stufe 5 und damit auf mittlere Position eingestellt, was die Teilnehmer auch schnell bemerken. Jetzt bitte ich die Teilnehmer – jeden einzeln – den Regler um ein bis maximal zwei Stufen hochzudrehen und lasse mir dann beschreiben, was sie dabei fühlen. Einige werden aufgedreht, andere unruhig. Anschließend bitte ich sie den Regler in kleinen Stufen um maximal vier Punkte herunter zu regeln und frage sie erneut, wie sie sich fühlen. Sie fühlen sich entspannt oder sogar schläfrig und einige beginnen auch zu gähnen. Als letztes bitte ich sie, den Regler auf die Stufe fünf zu stellen, da wir auf diesem Energielevel am besten miteinander arbeiten können. Es ist aber wichtig, vor allem bei der Arbeit mit Kindern, dass immer wieder Zeiten dabei sind, in denen sie ihren Regler hochfahren und sich austoben können.

Sobald der Energieregler bei uns selbst angelegt und erfahren ist, können wir auch die Energiestufe unserer Mitmenschen bewusst besser wahrnehmen. Wir alle kennen

Situationen, z.B. wenn in einem Zwiegespräch die Energie zweier Menschen miteinander durchgeht. Das Gespräch beginnt in der Regel auf dem Level 5. Fühlt sich einer missverstanden oder ausgegrenzt, so erhöht er seine Energie. Der andere hält mit oder geht seinerseits eine Stufe höher und am Ende knallen die Türen. Auslöser für solche Situationen sind oft die bildlosen Worte, die eine Verzerrung der Wahrnehmung hervorrufen. Worte wurden missverstanden. Gerade solche Menschen, die von sich meinen, mit Legasthenie, ADS oder ADHS nichts zu tun zu haben, sind oft diejenigen, die falsche Bilder zu gehörten Worten wahrnehmen.

Der einzig gangbare Weg, die Energie aller Beteiligten auf der Stufe fünf zu halten, ist: Ich muss meinen eigenen Energieregler vor Augen haben und auf fünf halten. Das hört sich einfacher an, als es ist. Oft tauchen bei einer solchen Situation Emotionen in uns auf, die durch frühere seelische Verletzungen entstanden sind. Sie können bis in die früheste Kindheit zurückgehen. Nur ein kleiner Teil dieser Verletzungen (Traumatisierungen) sind von anderen bewusst herbeigeführt worden. Der bei weitem größte Teil ist durch Unwissenheit der Beteiligten entstanden. Sobald jedoch eine Emotion in uns ausgelöst wird, verschwindet die Wahrnehmung bei uns Bilderdenkern. Wir verlieren unsere Zentrierung und auch die Kontrolle über unseren Energieregler. So lange, bis wir erkennen, dass der Auslöser zwar in dieser aktuellen Situation liegt, die Ursache jedoch in früheren Ereignissen.

Die Arbeit in meinen Seminaren macht mich immer wieder glücklich, wenn ich die Erfolge bei meinen Teilneh-

mern sehen kann. Nicht nur die betroffenen Kinder machen neue Erfahrungen, sondern auch ihre Eltern.
Die Beispiele wie das von Fritzchen, der ohne böse Absicht, sondern fast schon aus Gehorsam auf die Straße läuft, lassen das Verständnis füreinander wachsen. Eltern verstehen jetzt, warum ihre Kinder früher gesagt haben: „Mama (bzw. Papa) – du hast mich nicht mehr lieb!“. Und Kinder verstehen, dass viele Bestrafungen und barsche Worte nur aus Unkenntnis herrührten, aus einer Unkenntnis, die nun aufgelöst ist.
Je mehr die Kindheitswunden verheilen, desto mehr lichtet sich der Nebel und wir finden zurück zu unserer Form der Wahrnehmung. Es ist erstaunlich, wie leicht den Kindern das gelingt. Wir Erwachsenen haben es um ein Vielfaches schwerer, das zu erkennen und dann auch zuzulassen. Darin liegt auch der Grund, weshalb so viele Eltern, Lehrer, Ärzte und Therapeuten meine Arbeit zunächst skeptisch ansehen. Dazu möchte ich nur die Aussage eines Kinderarztes zitieren: *„Es ist so simpel und so einfach, wie Sie das erklären und beschreiben. Das konnte ich mit meinem verwissenschaftlichten Verstand erst gar nicht begreifen“.*

Immer wieder sagen mir auch Kinder nach Veranstaltungen: „Peter, jetzt weiß ich, wie ich das mache“, und gehen nach Hause.

16.

Das Erfassen und Speichern der Schrift als Bild.

In der Fantasie kann ich mir einen Baum, Bleistift oder Elefanten vorstellen und mir sogar einen Energieregler vorstellen und ablesen. Genau so kann ich auch die Schrift, Buchstaben und Worte dort speichern. Was gespeichert ist, kann ich auch wieder abrufen. Die Kommunikation zwischen Fantasie und Realität ist dann hergestellt. Entscheidend ist, dass das Gespeicherte klar und unmissverständlich abgespeichert wurde. Für das Wort »gegen« muss die Bedeutung des Wortes richtig erfasst, und mit einem entsprechenden Bild gespeichert werden. Degen, Regen und Gegend haben nichts damit zu tun. Sie klingen nur ähnlich, und sehen ähnlich aus.

Mein Bild zu »gegen« ist eine Wand, an der lehnt eine Leiter. Darunter habe ich die Buchstaben g e g e n, und die Dreiteiligkeit des Wortes ist hergestellt. Bedeutung, Klang und Schrift sind im Einklang und gespeichert.

Ron Davis lädt dazu ein, die bildlosen Wörter, als Modell für die Bedeutung des Wortes, aus Knetgummi herzustellen, die Buchstaben darunter zu platzieren und dann in ihrer Dreiteiligkeit abzuspeichern. Das ist sehr gut und richtig, aber es kann auch unpassend sein.

Vor einem Jahr hatte ich ein langes Gespräch mit einem 23-jährigen Legastheniker, der im Elternhaus und in der Schule stark ausgegrenzt wurde. Er selbst wusste, als ich ihm vom Bilderdenken erzählte, was es ist. So sagte er mir: „Peter, ich habe bei »gegen« ein exaktes Bild und auch die Buchstaben » g e g e n « sind vorhanden. Wenn ich aber das Wort »gegen« aufrufe, kommt sogleich eine große Angst davor, etwas Falsches zu sagen und es erscheinen noch weitere Wörter in meiner Fantasie. Darüber ist »geegen« und darunter »gägen«. Meine Seele braucht noch etwas Zeit, um die Wunden verheilen zu lassen“. Er weiß mehr, als wir erahnen. Er bezeichnet sich selbst als Hochleistungslegastheniker und hat seine Hoffnung, sich selbst zu erfahren, nicht aufgegeben. Ich bewundere das sehr; wenn er innere Spannungen spürt, steigt er auf sein BMX-Rad und powert sich aus. Wozu soll ich ihn Buchstaben kneten lassen? Er braucht Zeit, Zeit zum Verschmerzen.

Wie geht das Speichern an sich? – Auch hier arbeite ich in Anlehnung an Ron Davis. Bei meinen Seminaren lade ich die Teilnehmer ein, sich ein Fantasiegebilde aus Knetgummi herzustellen und ihm auch einen Namen aus der Fantasie zu geben.

Die Teilnehmer reagieren sehr unterschiedlich: Einige fangen sofort mit Freude an, andere kneten auf dem Gummi herum und wollen nicht so recht beginnen. Sie finden es zunächst lächerlich und peinlich. Wenn sich dann aber aus dem ziellosen Kneten etwas entwickelt, legen sie die Peinlichkeit ab und werden ebenfalls kreativ.

Immer wieder sind jedoch auch Teilnehmer dabei, die sich regelrecht verweigern und sagen: „So einen Blödsinn mache ich nicht mit!“. Diese Teilnehmer sind es auch, denen es am schwersten fällt, anschließend die Schrift in der Fantasie zu sehen. Sie haben ihre eigene Fantasie und Kreativität nahezu ganz unterdrückt und haben Angst davor, sie zuzulassen.

In meinen Seminaren erkenne ich dies, und erhalte so wichtige Informationen, um die Teilnehmer anschließend beim Speichern der Schrift als Bild, begleiten zu können. Das Wichtigste bei meiner Arbeit ist, dass ich selbst zentriert bin und mein Energielevel sich kontinuierlich auf der Stufe fünf befindet. So bin ich voll präsent und offen, um zu fühlen, was die Teilnehmer empfinden, und zu erahnen, was in ihrem Unterbewusstsein vorgeht.

Haben die Teilnehmer ihr Fantasiegebilde und den Namen dazu fertig geknetet, so bitte ich jeden Einzelnen, sein Gebilde der Gruppe zu erklären und den Namen dazu zu nennen. Es erweist sich gruppendynamisch günstig, wenn ich einen Teilnehmer beginnen lasse, der mit der Übung wenig Schwierigkeiten hatte. Alle hören zu und keiner sagt oder denkt etwas Abfälliges über den anderen. Manchmal sind lustige Dinge dabei und es wird gelacht. Dieses Lachen ist jedoch kein abfälliges oder erniedrigendes, sondern ein freudiges und anerkennendes Lachen – ein Lachen mit dem Herzen. Beginnt der Zweite mit der Beschreibung seines Werkes, entspannt sich die Situation weiter und am Ende fällt es auch den Teilnehmern, die sich anfangs verweigern wollten, leicht, ihre Kreation zu beschreiben. Sie erhalten Wertschätzung für etwas, das von ihnen kreiert wurde, und das befreit.

Als nächstes bitte ich einen Teilnehmer mit dem Speichern der Schrift zu beginnen. In der Regel meldet sich jemand freiwillig. Dann lade ich ihn ein, sich die Buchstaben seines neuen Wortes anzusehen, die Augen zu schließen, und ich frage: „Kannst du die Buchstaben sehen? – Wenn nicht, dann mache die Augen sofort wieder auf und schau hin!“. Sobald er die Augen geöffnet hat, lobe ich ihn mit den Worten: „Toll, du hast sofort wieder hingesehen, als das Bild noch nicht da war. Mache das so oft wie du es willst, schaue solange hin, bis das Bild in der Fantasie da ist und strenge dich nicht mehr an, schaue einfach nur hin!“. Meine eigene Zentrierung bleibt die ganze Zeit bestehen. Jedoch nicht durch Anstrengung, sondern aus der Leichtigkeit und Freude an meiner Arbeit. Ich bleibe völlig ruhigen Herzens – mein „Energieregler“ bleibt auf der Stufe 5. Das überträgt sich auch auf die anderen. Schließt der Teilnehmer zum ersten Mal die Augen, um zu sehen, ob die Schrift da ist, zucken die Augenlider. Nach jedem Öffnen und dem anschließend erhaltenen Lob, dieses getan zu haben, wird das Zucken der Lieder weniger und irgendwann ist es ganz weg. Der Teilnehmer sagt dann mit klarer und sicherer Stimme: „Ich sehe es“.

Nun bitte ich ihn, mir die Buchstaben zu nennen; zuerst in der richtigen Reihenfolge und dann rückwärts. Kommt er ins Stocken, hatte aber bis dahin alles richtig gesehen, lobe ich ihn und sage: „Super, alles richtig!“. Oft löst sich die kurze Blockade so wieder auf und die Bilder sind wieder sichtbar. Hat er sich vertan, so bitte ich ihn, wieder hinzuschauen. Sobald er die Augen öffnet, lobe ich ihn und sage: „Super, du hast sofort wieder hingesehen und dich nicht mehr angestrengt“.

Diese behutsame Vorgehensweise ist unabdingbar, da das Sehen der Bilder in der Fantasie ausschließlich ohne Anstrengung möglich ist. Der geringste Druck oder die kleinste Anstrengung verhindert das Erfahren. Als Begleiter bin ich dadurch gefordert, denn ich möchte ihm ja helfen, und unser gewöhnliches Helfermuster gebietet mir, mich dann anzustrengen. Dadurch aber ginge meine eigene Energie hoch, und der Teilnehmer geriete unter Zugzwang. Ebenso verlöre ich meine eigene Zentriertheit und dadurch augenblicklich auch den Kontakt zur Wahrnehmungsebene des Teilnehmers. Ich nehme ihn dann nicht mehr korrekt wahr, und sein Unterbewusstsein spürt das sofort. Eine solche Situation kann leicht eskalieren, sodass der Teilnehmer noch unsicherer wird. Sein Gefühl des Versagens verstärkt sich, was bis zum Abbruch der Sitzung führen kann.

Wie gehe ich aber als Begleiter in einer solchen Situation vor? Irgendwann wird sie auftreten, das ist sicher. Die Frage bleibt nur, wann?“. Denke ich als Begleiter: „Hoffentlich passiert das nie“, so stehe ich selbst schon von Anfang an unter Druck. Habe ich Angst vor einer solchen Situation, dann sollte ich diese Arbeit gar nicht erst beginnen.

Es ist daher wichtig, zunächst einmal das Bilderdenken selbst bewusst erfahren zu haben. Dieses Aha-Erlebnis, die Schrift als Bild erfasst zu haben, gibt mir eine solide Sicherheit, denn ich weiß dann, dass es möglich ist. Wenn ich auch selbst erfahren habe, wie die Bilder unter Druck verschwinden, dann fällt es mir leichter, meine Energie auf der Stufe fünf zu halten und in meiner Zentriertheit zu bleiben.

Für den Fall aber, dass mein Energielevel ansteigt, ist es wichtig, dass es mir bewusst wird, denn nur dann kann ich es steuern. Ich kann dann die Arbeit unterbrechen und dem Teilnehmer sagen, was geschehen ist. Gerne benutze ich die Worte: „Sorry, ich habe da gerade etwas falsch gemacht. Ich habe nicht rechtzeitig bemerkt, wie meine eigene Energie hochging. Es war mein Fehler. Was hältst du von einer Pause?“.

Der Erfolg dieser Worte hängt entscheidend davon ab, ob sie von Herzen kommen, ich also grundehrlich bin. Mein Klient, ob Kind oder Erwachsener, hat sich in meine Begleitung begeben. Das heißt, ich muss ihn schützen – und sogar vor mir selbst. Die Verantwortung für ein Gelingen liegt ausschließlich bei mir als Begleiter. Habe ich dies in meinem tiefsten Inneren erfasst, spürt mein Klient auch, dass es mir ausschließlich darum geht, ihm zu seiner Wahrnehmung zu verhelfen und nicht darum, selbst erfolgreich zu sein. Der Erfolg stellt sich nur ohne Zutun ein.

Ich mache mich zu seinem Lernassistenten und verlasse die Ebene des Lehrens. Dadurch bleibt der Klient in der Eigenverantwortung des Lernens. Er bleibt bei sich und nur so kann er seinen ureigenen Zugang zur Schrift finden.

Dieses Lernen des eigenen Lernens, muss in kleinen Schritten erfolgen. Nach dem Erfahren von etwas Neuem, muss dieses auch Zeit und Raum zum Verinnerlichen erhalten, damit es sich als etwas Alltägliches manifestieren kann.

Sobald ein Schulkind, die ihm eigenen Möglichkeiten des Lernens erlernt hat, kann es beim Unterricht in der Schule problemlos folgen und braucht keine Einzelbehandlung mehr. Oft geschieht es jedoch bei Bilderdenkern, dass es ihnen im Unterricht nicht mehr schnell genug geht. Ihnen wird langweilig. Sie sind dann unterfordert. Ein klärendes Gespräch über die unterschiedlichen Wahrnehmungsfähigkeiten der Menschen entspannt eine solche Situation deutlich. Dabei ist es wichtig, dass es weder ein Besser noch ein Schlechter gibt, sondern lediglich unterschiedliche Formen der Wahrnehmungsfähigkeit.

Im Anschluss an die ersten Beispiele vermittle ich dem Klienten, dass wir ca. 200 bildlose Wörter in der deutschen Sprache haben, die zu einer Desorientierung führen können, und dass wir dennoch Bilder zu diesen bildlosen Worten anlegen können. Anschließend sage ich ihm: „Mein Bild zu »gegen« ist eine Leiter, die an einer Wand lehnt", und frage ihn: „Welches Bild zu »gegen« hast du?". Manchmal platzt die Antwort spontan aus ihm heraus und ich brauche nur noch zu überprüfen, ob sein Bild der wirklichen Bedeutung des Wortes entspricht, dann sage ich lediglich noch: „Super, das ist dein Bild, pack' die Buchstaben » g e g e n « darunter und speichere es ab!" Das Bild, das der Klient sich macht, darf nicht meiner Vorgabe entsprechen, sondern muss aus ihm selbst entstanden sein. Erst jetzt ist es sein geistiges Eigentum und er kann sich damit identifizieren.

Manchmal platzt aus einem Klienten dann auch etwas heraus wie: „Peter, ich habe auch schon ein Bild für »durch«", und ich frage dann nur noch: „Welches Bild hast du denn?". Beschreibt er die Bedeutung wieder richtig, so sage ich: „Buchstaben drunter, abspeichern und fertig!". Der Klient hat dann das Prinzip seiner Wahrnehmung erkannt. Alles Weitere macht er beim Spielen, Radfahren oder anderen Tätigkeiten des täglichen Lebens. Er beginnt Ordnung in sein Denken zu bringen.

Es sind jedoch nicht nur die bildlosen Wörter, die eine Desorientierung auslösen, sondern auch alle Wörter, die noch nicht in ihrer Bedeutung erfasst worden sind. Ein Mädchen hatte einmal eine Mathematik-Klassenarbeit verbockt, und war verzweifelt. Sie wusste nicht, warum sie auf einmal nichts mehr wusste. – Im Gespräch stellte sich heraus, dass sie das Wort »Anzahlung« in einer Textaufgabe nicht verstanden hatte und daher sehr desorientiert war. Als ich dem Kind die Bedeutung des Wortes vermittelt hatte, konnte es mir binnen kürzester Zeit das richtige Ergebnis sagen. Ihr Vater war dabei und sagte nur: „Woher soll unser Kind wissen, was eine Anzahlung ist? Wir kaufen nichts auf Raten". Der Grund der schlechten Arbeit war somit nicht eine mathematische Schwäche, sondern lediglich ein noch nicht bekanntes Wort. Manche Menschen geraten bereits bei einzelnen nicht verstandenen Wörtern in Stress, ihre Energie verändert sich. Bei einigen sinkt sie ab und bei anderen steigt sie an. Ein erfolgreiches Weiterarbeiten ist so nicht mehr möglich. Wenn ein Kind aber dieses Prinzip seiner Wahrnehmungsfähigkeit erkannt hat, wenn es weiß, dass es weder eine Krankheit noch eine Behinderung ist, dann traut es sich auch Fragen zu stellen und um die Klärung von unbekannten Wörtern zu bitten.

Wenn der Lehrer bei einer Arbeit keine Erklärung geben kann, wäre es ideal, er könnte zu dem Kind sagen:

„OK, das Wort ist dir noch nicht bekannt. Lasse die Aufgabe einfach aus, wir klären das später – du kannst dich neu zentrieren. Bei solch einer Reaktion bekommt das Kind nicht das Gefühl, es sei schlecht oder dumm. Das ist enorm wichtig, damit es sich überhaupt wieder zentrieren und in den normalen Zustand befreiten Lernens gelangen kann. Eine neue Dynamik kann nur in einer Klasse entstehen, in der die Kinder sich gegenseitig helfen. Das Lernen voneinander und miteinander beginnt.

Nun ist es nicht nur wichtig, ganze Wörter zu lernen, auch das Lernen der einzelnen Buchstaben in ihrer Reihenfolge ist von großem Vorteil.

So wie wir Bilderdenker uns einen Elefanten von allen Seiten vorstellen können, so können wir uns auch das kleine „b" von allen Seiten ansehen. Dabei bleibt der Elefant immer ein Elefant und das kleine „b" immer ein „b", auch wenn es z.B. von hinten aussieht wie das „d" und kopfstehend wie ein „p" oder ein „q". So kommt es leicht zur Verwechslung, bis wir den Buchstaben im Alphabet richtig zugeordnet und unmissverständlich abgespeichert haben.

Dazu lässt Ron Davis die Kinder das Alphabet kneten, um jedem einzelnen Buchstaben den richtigen Platz in der Fantasie zu geben.

a b c d e f

Schauen Sie sich einmal nur diese Buchstaben an, und decken Sie alles andere mit einem weißen Papier ab. Schauen Sie diese Buchstaben an und schließen Sie die Augen. Schauen Sie wieder hin und schließen Sie Ihre Augen erneut. Tun Sie dies so lange, bis Sie die Buchstaben mit geschlossenen Augen sehen. Jetzt haben Sie das Sehen in der Fantasie erlebt. Dabei bekommt jeder Buchstabe seinen festen Platz im Alphabet; immer zeigt der Rücken des „b's“ zum „a“ und der des „d's“ zum „e“. Das „b“ und das „d“ werden dann nicht mehr verwechselt, auch wenn die Buchstabenfolge im Ganzen gedreht oder gespiegelt wird.

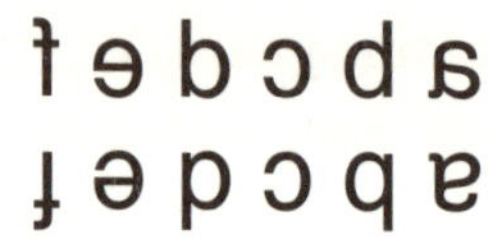

Während eines Vortrags sagte eine Bibliothekarin nach dieser Übung: „Das geht ja so viel leichter, als wie ich das sonst immer gemacht habe“. Jetzt herrscht Klarheit in unserer Wahrnehmung. Jetzt erst wird es verständlich, warum es einmal »bis« heißt und einmal »du«. Fragt ein bilderdenkendes Kind „Warum heißt das nicht »bu«?“, so reagieren Erwachsene oft völlig verständnislos.

Auch wenn ich zum Beispiel »links« und »rechts« nicht klar erfasst habe, weiß ich nicht, von welcher Seite ich einen Buchstaben betrachten soll. Hier wird noch einmal deutlich, wie wichtig es bei uns Bilderdenkern ist, Klarheit zu schaffen, und im Fundament zu beginnen, vorhandene Lücken zu schließen.

Ich kann mich noch gut daran erinnern, wie verwundert meine Eltern waren, als ich das erste Mal das Wort »Ingenieur« schrieb und keinerlei Probleme damit hatte, doch bei einfachen Worten kläglich versagte. Ich hatte das Wort in seiner Dreiteiligkeit klar gespeichert und rief damals völlig unbewusst die Buchstabenfolge aus der Fantasie ab.

Oft werde ich gefragt: „Warum schreiben Legastheniker denn auch Worte wie »Baum« falsch?“. – Die Ursache ist nicht das Wort »Baum«, sondern das Problem entsteht erst im Zusammenhang mit den anderen Wörtern des Satzes.

Ich nenne einen einfachen Satz: »Der Baum steht auf der grünen Wiese«. – »Der« ist ein bildloses Wort, es löst schon eine Verwirrung aus. »Baum« ist ein klares Wort, aber die Verwirrung von »Der« besteht noch. »Der« hat die Verwirrung ausgelöst und »Baum« wird falsch geschrieben. »steht« ist oft auch noch nicht bekannt, sodass sich die Verwirrung erhöht. »Auf« ist bildlos, und die Verwirrung erhöht sich weiter. Der Rest kann durch die vorangegangenen bildlosen Wörter schon gar nicht mehr erfasst werden. ADS/ADHS-typische Reaktionen sind die Folge.

Speichern durch Ausschluss.

Da der Bilderdenker ein Gedächtnis hat, das dem fotografischen Speichern gleicht, ist es wichtig, alles was zu einem Wort auftaucht und nicht korrekt ist, auszuschließen. Alles, was nicht richtig ist, müssen wir aufrufen, zulassen, und dann, wie auf einem Bildschirm, löschen. So, dass nur noch die richtige Schreibweise gespeichert wird. Solange wir das nicht tun, bleiben alle nur möglichen Bilder im Unterbewusstsein bestehen und verwirren uns.

Anhand des Wortes »du« möchte ich dies verdeutlichen: Es besteht zum einen aus dem Buchstaben „d“, der bei dreidimensionaler Betrachtungsweise den Buchstaben „b“, „p“ und „q“ gleicht. Der zweite Buchstabe ist das „u“, welcher einem auf den Kopf gestellten „n“ stark ähnelt. Zu dem Wort »du« tauchen so allein acht Bilder auf, wovon sieben nicht zu der Vorgabe passen. Lernen wir herkömmlich, so tauchen immer alle acht Möglichkeiten im Unterbewusstsein auf und verwirren uns.

Um das korrekte Wort lernen und speichern zu können, benötigen wir die Möglichkeit, alle falschen Bilder aufzurufen, und dann zu löschen. Wir schmeißen den Ballast, die falschen Möglichkeiten, aus unserem Speicher und erhalten Klarheit.

Während des Lernens in der Schule ist es jedoch nicht erforderlich, jedes einzelne Wort auf diese Weise zu lehren. Im Gegenteil: Wir brauchen Bilderdenkern lediglich das Prinzip ihrer Möglichkeiten des Lernens zu vermitteln und es zuzulassen; alles Weitere machen sie von alleine. Es geht also ausschließlich um die Vermittlung und das Zulassen dieses Prinzips. Immer wieder zeigt sich dadurch eine scheinbare Behinderung als ein Talent. Sobald wir dies bewusst erfasst und verinnerlicht haben, wird unser Lernen ein Selbstläufer. Der Lehrer braucht nur noch den Stoff zu vermitteln, und mehr nicht. Welch eine Erleichterung für alle Beteiligten!

Den gravierenden Unterschied möchte ich an zwei Grafiken verdeutlichen. Das Lernen vollzieht sich in Stufen. Im Idealfall haben wir ein Lernobjekt (das symbolisiere ich als einen kleinen Kreis). Dieses Lernobjekt wird in einen größer

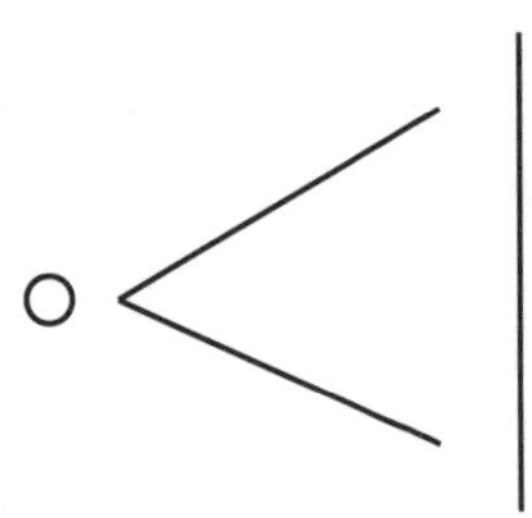

werdenden Kontext eingebettet. Das ist das Lernen und Üben des Gelernten in der Anwendung an Beispielen. Auch das Experimentieren und Einbeziehen zugehöriger Fakten und Vermutungen gehört dazu. Im Idealfall gibt es anschließend einen Abschluss – hier symbolisiert durch die senkrechte Linie. Bei Weiterbildungen gibt es ein Zertifikat und in der Universität ein Diplom. Bei kleinen Lerneinheiten ist das aber auch schon die Anerkennung und das Lob durch den Lehrer oder die Eltern.
Ideal ist der Fall, dass auf diese Weise Lerninhalte einer nach dem anderen betrachtet, geübt und der Lernerfolg anerkannt wird. Bei Bilderdenkern ist dieser Idealfall meistens überhaupt nicht gegeben. Bereits während der

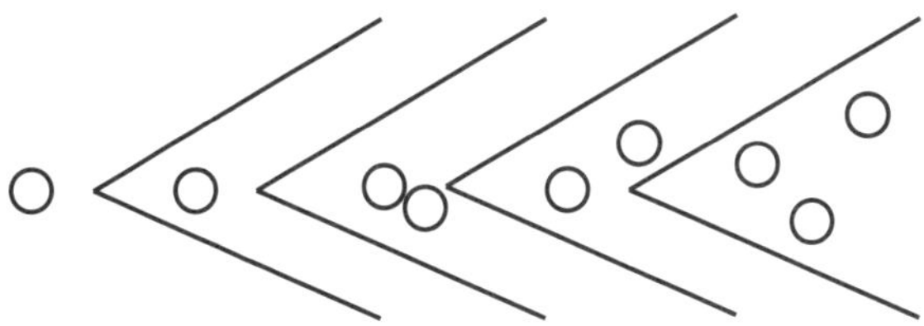

Lernphase kommt schon das nächste zu lernende Objekt. Es kann nicht vorerst als zweitrangig beiseite gelassen werden, denn es ist notwendig für den Erfolg der Lernphase des vorhergehenden Objekts.

Und so geht es immer weiter und der Stress steigt, weil es nie zu einem anerkannten Abschluss kommt. Alles hängt davon ab, wie gut es gelingt, eine Abfolge von Lerneinheiten herzustellen. Ich veranschauliche das gerne anhand einer Spirale, weil sich das Ausmaß der erfassten Welt immer weiter vergrößert. Der Horizont weitet sich.

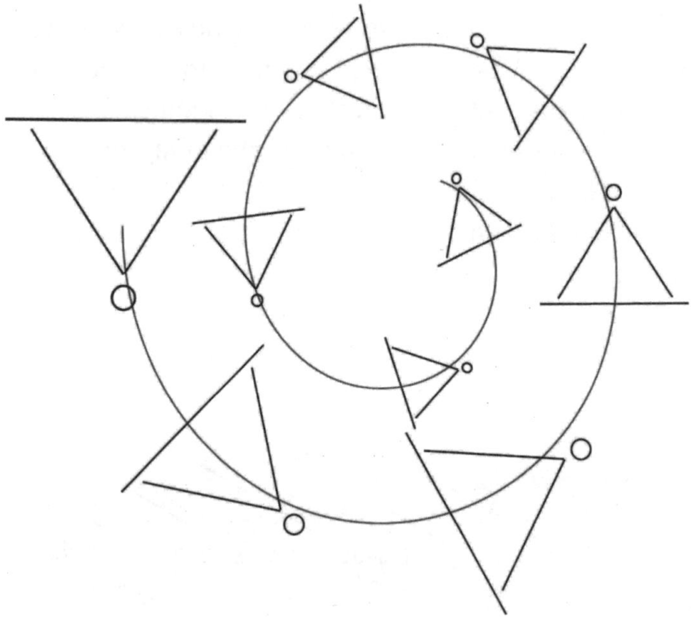

17.

Bilderdenken – ein Evolutionsschritt?

Mehrfach schon wurde versucht, die Legasthenie in einen festen Zusammenhang mit genetischen Veränderungen zu bringen. Verschiedene Gene sollen verantwortlich sein und möglicherweise wird bereits an Früherkennungstests gearbeitet. Die ethischen Folgeprobleme drohen am Horizont.

Es könnte sein, dass entwicklungsgeschichtlich gedacht, die Legasthenie, oder das Bilderdenken, einen Evolutionsschritt darstellt. Ein genetischer Nachweis würde eine solche Vermutung sogar stützen. Bisher aber ist die genetische Erklärung noch wissenschaftlich umstritten. Es ist noch Raum für weitere Forschung.

Mit der folgenden kurzen Geschichte möchte ich erläutern, wie fruchtbar es sein kann, wenn Glaube, Vision und Wissenschaft zusammenkommen. All diese Sparten haben ihre Berechtigung und nur zusammen bringen sie die Welt weiter.

Vor ca. 200 Jahren, ich erwähnte es bereits, hatte ein einfacher Arbeiter in Amerika eine Vision. Er stand an der Ostküste und wusste, dass es eines Tages möglich sein würde, mit den Menschen in Europa zu sprechen, ohne dahin

Reisen zu müssen. Ob Heimweh oder etwas anderes der Auslöser war, ist nicht bekannt. Sicher ist aber, dass diese Vision seinen Glauben daran unerschütterlich gemacht hatte, und er ahnte wohl auch, dass er es niemals erleben würde. Dieser tiefe und innige Glaube an seine Vision, ließ es nicht zu, dass er darüber schwieg.

Er musste seinen Glauben daran weitergeben, koste es was es wolle. Hier wird deutlich, welche Kraft der Glaube besitzt. Lange überlegte er, wem er diese Vision mitteilen könne, ohne verlacht oder gar hingerichtet zu werden. Eines Tages traf er auf einen Prediger, der stundenlang innig betete. Von diesem tiefen Glauben angetan, fasste er jetzt Mut und vertraute sich ihm an.

Die Reaktion des Predigers war jedoch ganz anders, als erwartet. Der fromme Prediger war entsetzt über diese Art der Gotteslästerung und wusste sogleich auch die Erklärung: Das ist alles Teufelswerk. So ging er in der Folge durch die Städte und predigte von diesem „bösen Teufelsbefallenen“ und dessen Vision. Der arme Visionär wurde heimtückisch ermordet, aber seine Vision war geboren und wurde fleißig von dem Prediger verbreitet. Wem dieser Prediger alles davon erzählt hatte, weiß niemand. War das schon die Geburtsgeschichte des Telefons? Haben Forscher und Wissenschaftler ihre Inspiration auf diesem Wege erhalten? Sicher ist, dass der Visionär das Telefon zu der Zeit, und auch mit seinem Wissen nicht hat entwickeln können, aber es wird deutlich, wie wichtig es auch für unsere Zukunft ist, dass Glauben, Forschung und Wissenschaft zusammen arbeiten. Mit allein wissenschaftlichen Erklärungen sind immer weniger Menschen zufrieden.

Vor einigen Jahren traf ich in einem Kloster einen Gast, mit dem ich viele gute Gespräche führen konnte. Das war die Zeit, in der ich auf der Suche nach Orientierung für acht Monate dort lebte. Dieser Mann, ein Internist, sagte auf die Frage nach dem Grund seines Klosteraufenthalts zu mir: „Es geschehen immer mehr Dinge in meiner Praxis, die ich mir medizinisch und naturwissenschaftlich nicht mehr erklären kann. Ich suche hier Antworten auf all diese offenen Fragen".

Albert Einstein und auch schon Leonardo da Vinci, beide haben unserer Wissenschaft ihr heutiges Gesicht gegeben. Beide waren Bilderdenker – Legastheniker. War es ein Gendefekt, dem wir ihre Leistungen zu verdanken haben? Sind sie zwei Meilensteine auf einem Weg, den man als eine Evolution beschreiben kann?

Diese Fragen lasse ich bewusst offen; in meinem Buch, »Indigo-Menschen und der Weg aus dem Burnout«, schrieb ich ausführlicher über dieses Thema, aber auch dort kann ich keine abschließende Antwort anbieten. Eines liegt mir jedoch besonders am Herzen. Wenn die Legasthenie, oder allgemeiner gesagt, das vermehrte Auftreten von Bilderdenkern, ein Evolutionsschritt ist und manche Menschen andere Wahrnehmungsfähigkeiten haben, so ist hier in keiner Weise Raum für eine Wertung. Vor Gott sind alle Menschen gleich, und Gott meint auch alle. Warum betone ich das? – Als Antwort schildere ich ein Erlebnis, das mich sehr erschreckt und auch bewegt hat.

Am Ende eines Vortrags von Ron Davis in Stuttgart ergab sich in einer Diskussionsrunde ein Austausch zwischen mir und einem Mann, der sich für die Vorzüge von Prismabrille und Ritalin aussprach, sie seien eine große Hilfe bei der Behinderung. Im Publikum fand das keinen Anklang mehr. Als ich mich dann zu Wort meldete und sagte: „Legasthenie ist doch keine Behinderung, sondern lediglich eine veränderte Wahrnehmungsfähigkeit“, war er sehr aufgebracht und erwiderte: „Ich kann diesen Quatsch nicht mehr hören, dass Legastheniker etwas Besseres sein sollen. Und außerdem müssen wir in der heutigen Zeit ja auch daran denken, wie viele Arbeitsplätze daran hängen“.

Damit hatte er es preisgegeben, es ging ihm um seine Brötchen und nicht um das Wohl der Kinder. Entscheidend aber ist der erste Teil seiner Aussage, er könne nicht mehr hören, dass Legastheniker etwas Besseres sein sollten. Er ist explodiert durch Worte, die nicht gesagt und gedacht wurden, sondern die ausschließlich in seiner Fantasie bestehen. Die Reaktion ähnelt dem, was ich oben über leugnende Legastheniker schrieb. Vor allem, wenn solche Menschen in Verbänden organisiert sind, ist es schwer gegen die geballte Meinung anzukommen. Aber eben nur sehr schwer und nicht unmöglich.

Die Evolution ist fortlaufend
und jeder braucht in ihr seine Zeit.

18.

Wie aus Angst Mut und Hoffnung werden.

Es gibt guten Grund, Mut und Hoffnung zu haben, auch wenn es manchmal noch eher anders aussieht. Hier ist es wie bei der Homöopathie. Nach dem Erkennen der Krankheit und dem Beginn der Behandlung, verschlechtert sich das Leiden des Patienten in der Regel erst einmal. Ärzte und Heilpraktiker, die nach diesen Methoden arbeiten, sagen dann: „Das ist der Beginn der Heilung“. Die Krankheit wird angenommen und zugelassen.

Die PISA-Studien haben ergeben, dass Deutschland zumindest im Bildungsbereich ein Entwicklungsland ist. Die Verantwortlichen haben nach dem ersten Schock sofort reagiert und den Druck in den Schulen erhöht. Die Verschlechterung ist prompt eingetreten. Kinder können eben nicht unter erhöhtem Druck besser lernen. Jetzt sind wir an dem Punkt angelangt, an dem die Verschlechterung sichtbar wird und wir beginnen können, den Druck auf unsere Kinder zu mindern.

Ich favorisiere nicht die antiautoritäre oder Laissez-Faire-Erziehung; im Gegenteil: Kinder brauchen eine klare und deutliche Führung, aber eben keinen Druck. Vor einiger Zeit bin ich in einem Kirchenchor gewesen und durfte sehr schön erleben, wie ältere Menschen, größtenteils Rentner, Lieder gelernt haben. Sie akzeptierten dabei keinerlei Druck und fingen sofort an zu rebellieren, wenn dieser aufkam. Hier zeigt sich Lebenserfahrung. Jetzt dürfen wir das Erfahrene auch an unsere Kinder weitergeben.

Wie können aber nun Mut und Hoffnung entstehen, wo zuvor nur Angst war? – Solange ich die legasthenischen Talente aus Angst vor Strafe und Entwürdigung verschwiegen hatte, ging es mir, oberflächlich betrachtet, gut, aber mein seelischer Zustand war sehr schlecht. Es ist das Aussprechen, die Offenlegung der Ängste, was sie zum Rückzug zwingt und die Seele befreit. Auch dieses kurze Kapitel schließe ich mit einem Spruch ab.

Gleichgültig

Gleichgültigkeit ist
die Gleichwertigkeit gegenüber Allem.

Die Meinung eines anderen über mich,
ist mir gleichgültig.

Sie hat nichts mit mir zu tun –
Es ist die Meinung eines anderen,
mit ihrer ureigenen Gültigkeit.

19.

Der Mensch ein Individuum.

Wenn ich mir auf der Straße Menschen ansehe, so sehe ich niemals zwei gleiche. Selbst bei eineiigen Zwillingen zeigen sich im Laufe der Jahre immer mehr Unterschiede. So verhält es sich auch mit den Denkstrukturen und Wahrnehmungsfähigkeiten der Menschen. Es gibt keine zwei Menschen, die auf die gleiche Weise denken oder wahrnehmen. Der Mensch ist in jeder Beziehung ein Individuum. So muss unser Bildungs- und Gesellschaftssystem auch dahingehend umgebaut werden, dass sich das Individuum entfalten kann. Es gibt Kleidung für Dicke, Dünne, Große und Kleine in unzählbar vielen Stilen und Qualitäten. Jedes besondere Bedürfnis wird angesprochen. In unserem Bildungssystem dagegen gibt es eine Handvoll Schulformen mit festgelegten Lerninhalten. Für das Kind als Individuum ist kein Raum mehr da. Wenn es seine ureigene Persönlichkeit nicht entfalten darf, dann verliert es die Essenz seines Lebens.

Die Psychologie spricht von gespaltener Persönlichkeit als Schizophrenie. Dass die Persönlichkeit, durch die Versuche, sie in eine Normierung zu stecken, vom Menschen abgespalten wird, will in großen Teilen unserer Gesellschaft noch nicht wahrgenommen werden. Warum ist das so? – In dem Buch »Die Rose von Jericho« las ich kürzlich einen Satz, der bei den Anonymen Alkoholikern gern gesagt wird: „Wir sind alle Opfer von Opfern“. Dieses Wissen stimmt mich friedlicher im Umgang mit dieser verzwickten Situation, lässt mich aber auch nicht mehr schweigen.

Wir sind Opfer, das ist zweifelsfrei richtig. Opfer der verheerenden Kriege des letzten Jahrhunderts. Wir sind Kinder und Enkelkinder der unmittelbaren Opfer, die ihr Leid oft nicht mehr haben aufarbeiten können. Auch haben sie über den Wiederaufbau der materiellen Schäden, die seelischen Wunden verdrängt. Ihnen war es nicht mehr möglich, ihre Seele vom Leid zu befreien, mit der Folge, dass sie ihre wahre Persönlichkeit nicht haben entfalten können.

Die seelischen Wunden übertragen sich aber von Generation zu Generation. Der in Kapitel 13 zitierte Satz Richard von Weizsäckers, bringt das unmissverständlich zum Ausdruck. Will ich die Persönlichkeit in mir zurückgewinnen, so muss ich diese Erbschaft annehmen. Jedoch, sie ist individuell und so ist es zwingend erforderlich, jeden einzelnen Menschen in seiner Individualität anzunehmen.

Wir alle sind somit Opfer unserer kollektiven Vergangenheit. Bleiben wir in dieser Opferrolle, so werden auch unsere Kinder Opfer unserer Vergangenheit. Nehmen wir unsere Vergangenheit jedoch an, so können wir aus dieser Opferrolle heraustreten. Wir können unsere Vergangenheit annehmen. Erst dann wird sie nicht mehr verdrängt und auch nicht mehr auf unsere Kinder übertragen. Was wir so angenommen haben, können wir bewusst an die Vergangenheit zurückgeben und fortan in der Gegenwart leben. Lebe ich in der Gegenwart, im Hier und Jetzt, so lebe ich bewusst und gegenwärtig. Es verliert sich auch die Angst vor der Zukunft, die ohnehin nur eine Illusion ist. Ich lebe als Persönlichkeit. Als Individuum.

Unsere Kinder kommen als unbekümmerte Individuen zur Welt und leben im Hier und Jetzt. Bekommt ein Kind Hunger, beginnt es sofort zu weinen oder zu schreien. Es reagiert unmittelbar. Kinder wollen diese Individualität in sich bewahren, als würden sie tief in ihrem Innersten fühlen, dass dies der einzige Weg zu einem erfüllten Leben ist. Versuchen wir die Individualität eines anderen Menschen – Kind oder Erwachsener – zu brechen, so geht das Individuum in ihm auf die Barrikaden. Rebellion, Rückzug und auch körperliche Krankheiten sind die Folgen.

Sobald wir dies für uns erkannt haben und die Opferrolle verlassen, ohne jedoch zu verdrängen, werden unsere Kinder keine Opfer von Opfern mehr sein und wir werden nicht mehr selbst zum Täter. Diese wunderbare Erfahrung, und den damit verbundenen tiefen Seelenfrieden wünsche ich Ihnen und mir von ganzem Herzen.

Mit einem Satz, den die deutsche Bundeskanzlerin Angela Merkel im Juni 2009 vor dem US-Kongress gesagt hat, möchte ich das Buch beenden. Sie sagte: „Wir in Deutschland werden alles dafür tun, dass in Zukunft die Wirtschaft wieder dem Menschen dient, und nicht mehr der Mensch der Wirtschaft“. – Sehr geehrte Frau Merkel. Ich nehme Sie beim Wort und bitte Sie, Ihren Worten Taten folgen zu lassen!

Wir „kleinen Leute“ hingegen können sofort mit der Umsetzung bei uns beginnen. Auch in den Schulen können wir selbst sofort mit der Umsetzung dieses Satzes beginnen. Bildet die Kinder nicht mehr so aus, wie die Wirtschaft sie haben will, sondern lehrt den Kindern das Leben, das wahrhaftige Leben. Dazu können die Hälfte aller Lerninhalte ersatzlos gestrichen werden. Probieren Sie es aus. Sie werden sehen, wie gerne unsere Kinder dann wieder zur Schule gehen.

Mahatma Gandhi

Zuerst beachten sie uns nicht
Dann lachen sie uns aus
Dann bekämpfen sie uns
Und dann gewinnen wir.

Peter Classen:
Die Revolution in uns
Bewusstseinserweiterung und Heilung
durch die Auflösung des Egos

Ausgehend von dem Wissen, dass unsere Gedanken und Gebete nicht nur unser Leben, sondern auch die Welt verändern, lässt uns Peter Classen an seinen Erfahrungen und Gedanken teilhaben. Mit Hilfe von zahlreichen Übungen regt er uns an, Einfluss zu nehmen. – Geht er zu weit, wenn er, zweifellos gut begründet, das Vaterunser ändert? – Die Antwort mag jeder Leser für sich geben.

Voraussichtlich ab Mitte 2012 im Verlag ESE

Peter Classen:
Indigo-Menschen und der Weg aus dem Burnout (TB)
Ihr Anderssein ist eine Chance!

Mit diesem Plädoyer für den Mut zum Anderssein, liefert Peter Classen seinen Lesern die Hintergründe für seine Arbeit. Es ist vor allem auch als ein Appell zu verstehen, Abweichungen von der Norm als einen gesellschaftlichen Gewinn zu betrachten.

Erschienen im AMRA Verlag, 2009

Peter Classen
anders zu sein ist das Normale (Audio-CD)
Die Welt der BilPerbenker

Ein Radiomitschnitt bei Radio oeins vom 11. Mai 2009

Wer Peter Classen nicht kennt, kann bereits mit dieser Aufzeichnung eines Interviews in die besondere Aura von Peter Classens Wirken eintauchen. Seine absolut ruhige Ausdrucksweise ist bereits für sich ein Erlebnis. Zudem erhält man hier kurz und prägnant Hinweise auf die wesentlichen Grundpfeiler seiner Arbeit.

Informationen: www.peter-classen-fantasiereisen.de

Weitere unterstützende Artikel

Das in Kapitel 15 beschriebene *Zentrierbrett* und auch ein ähnliches *Balancebrett*, werden von Peter Classen selbst in Handarbeit angefertigt. Weitere Informationen dazu und auch zum Bezug der Gegenstände, sind auf seiner Homepage zu finden.

Informationen: www.peter-classen-fantasiereisen.de